JN121053

意思決定をする人・
その支援をするすべての人
に向けた参考書

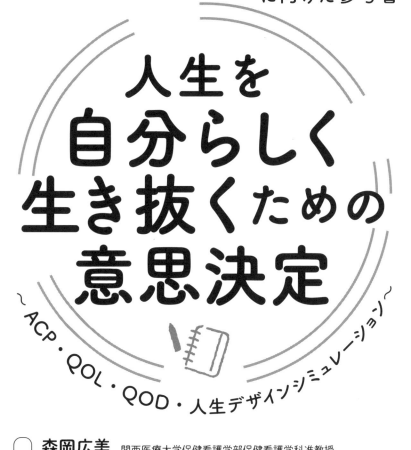

人生を自分らしく生き抜くための意思決定

～ACP・QOL・QOD・人生デザインシミュレーション～

監修

森岡広美 関西医療大学保健看護学部保健看護学科准教授

阿部幸恵 東京医科大学医学部看護学科教授

片山知美 京都医療センター臨床研究センター研究員

古谷昭雄 前中京学院大学看護学部看護学科教授

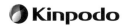 **Kinpodo**

執筆者一覧

● **監 修**

森岡　広美	関西医療大学保健看護学部保健看護学科准教授
阿部　幸恵	東京医科大学医学部看護学科教授
片山　知美	独立行政法人国立病院機構京都医療センター臨床研究センター研究員
古谷　昭雄	前中京学院大学看護学部看護学科教授

● **執 筆**（五十音順）

阿部　幸恵	東京医科大学医学部看護学科教授
石田　亜季	宝塚大学看護学部看護学科助教
片山　知美	独立行政法人国立病院機構京都医療センター臨床研究センター研究員
片山　美穂	公立小松大学保健医療学部看護学科講師
川口めぐみ	福井大学医学部看護学科講師
川村みどり	石川県立看護大学看護学部講師
鷲野　貴子	姫路大学看護学部看護学科助教
菅　洋子	関東学院大学栄養学部管理栄養学科准教授
長尾　匡子	京都橘大学看護学部看護学科講師
中川ひろみ	宝塚大学看護学部看護学科教授
中本　明世	甲南女子大学看護リハビリテーション学部看護学科講師
古谷　昭雄	前中京学院大学看護学部看護学科教授
前原なおみ	京都看護大学看護学部講師
宮脇　弘樹	宝塚市立病院緩和ケア内科
森岡　広美	関西医療大学保健看護学部保健看護学科准教授
山本　裕子	宝塚大学看護学部看護学科教授

〜 執筆にあたって 〜

今この本を手にとって下さっている皆さんには、深く感謝申し上げます。

終活、人生の後始末、人生会議、アドバンス・ケア・プランニング（ACP）という言葉が、近頃メディアでも取り上げられ、世間を飛び交っています。しかし、これらの情報を目や耳にしながらも、「さぁ、計画を立てよう！！」と、すぐに着手しようとしても、実際スムーズにできる方は多くはないと思います。実は看護師である私もその一人です。

それはなぜかというと、私たちが調査したところ、「イメージがつきにくい」、「どこから手を付けて良いのかわからない」、「何となく家族に言いづらい」、「その時になったら考えるわ」という声が多くありました。

私たちは、生きるという日々の生活において、生活の質（クオリティ・オブ・ライフ）に対する選択や計画を立てることは、今日何を着ようとかどこに行こうというような小さな選択から人生に関わるような大きなお買い物（家や土地など）、仕事上の選択など大きな選択まで繰り返しているのですが、死の質（クオリティ・オブ・デス）に対する自己選択をすることは少ないです。

果たしてこれは、自分自身の人生を、「充実した人生だった」と言い切れることに影響はないのでしょうか。どんな介護を受けたいか。どんな場所で誰に看取られて逝きたいか。自分の死後の後始末について……。

これらも、自分自身である程度は決め、準備する必要はないのでしょうか。2020年コロナウィルスの蔓延により、明日のことはどうなるかわからないと感じた方は、私だけではないと思います。著しく健康状態が悪いということでもなく、人生において明日はどうなるか、いつどうなるかわからないのです。

そこで、自分自身が納得し、自分らしく過ごし、後悔の少ない人生を生き抜くため、また遺されたご家族のご負担にならないためには、人生の延長線上にある「死」についても、自己で選択するもしくは自己の思いが尊重される、自己で決定できない時は他者に思いを託すことが必要ではないかと考えました。

本書では、様々な看取りの経験を持つ医療現場や施設、地域で働く医師や看護師等の医療従事者、病院勤務する者、施設勤務する者。地域で勤務する者。また、

実際に看取りを経験しようとしている家族や看取りの経験のある遺族、葬儀関係者、僧侶、ファイナンシャルプランナー等々の幅広い分野の専門家による臨死期の状態や最期の時の様子、看取りの実際、遺族としての後始末等を、実際の経験者からの生の声をインタビューし、自分の人生を最期の瞬間まで、自ら考え、自ら納得し充実した人生を生き抜くことの一助になることを期待しています。

　自分自身で描く QOL（生活の質）と QOD（死の質）とは……。

　それは、どのように暮らし、どのように生き抜き、具体的にはどのような準備が必要で、どんな人やどこに相談すると良いのか、解決策を得られるのか、家族や周囲の人と納得する話し合いができ、考えるための参考書となるように本書の執筆を企画しました。

　最後になりましたが、本書の出版にあたりご協力をいただいたすべての皆様に感謝の気持ちで一杯です。ありがとうございました。

2021 年 2 月

森岡　広美

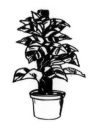

CONTENTS

第**3**章　看取り・看取られの現状

第4章　「人生の最期」に携わる専門家の人々

付録 人生を自分らしく生き生きと生きるための手引き

第1章

ACP
（アドバンス・ケア・
プランニング）とは

第1章 ACP（アドバンス・ケア・プランニング）とは

① ACPとは

アドバンス・ケア・プランニング（advance care planning：ACP）とは、「意思決定能力を有する個人が、自分の価値観を確認し、重篤な疾患の意味や転帰について十分に考え、今後の治療やケアについての目標や意向を明確にし、これらを家族や医療者従事者と話し合うことができるようにすること」である。

ACP においては、個人の身体的・心理的・社会的・スピリチュアル的な面について話し合うことも重要になる。つまり、死ぬ間際の判断を明確にする文書作成ではない。患者が治療を受けながら、もし将来自分に意思決定能力がなくなっても、これまでの経緯から自分の意思が尊重され、医療従事者や家族が、自分にとって最善だと患者が思える医療ケアを提供するために、ACP が大切である。また、自分自身で意思決定ができない時が来ても、自身の意向が尊重されるためには、あらかじめ自分の代理人を決定し、意向を記載し、定期的に振り返ることが推奨されている。

昨今、ACP により、将来の治療やケアについての話し合いや事前指示書*1 の記載が増え、患者・医師間のコミュニケーションの質が向上し、患者の意向に沿った終末期ケアの提供につながること、また望まない入院が減少し、ホスピス・緩和ケアの利用が増えていることが示されている。

さらに、ACP は多岐にわたる話し合いや意思決定を経時的に支援する複合的なプロセスであるため、医師のみで行うことは困難である。ACP を効果的に実践するには、①患者中心に話し合うこと、②家族が話し合いに参加すること、③話し

---

*1　事前指示書：患者や健康な人が、将来自らが判断能力を失った時に、自分に行われる医療行為に対する意向を、前もって意思表示するための文書である。

1 ACPとは

2 ACPの現状

3 看取り・看取られの現状

4 「人生の最期」に携わる専門家の人々

5 自分自身の人生のシミュレーション

6 人生の後始末（死後の後始末）

付録 人生を自分らしく生き生きと生きるための手引き

合いの内容を記録したものを適切に保管すること、④医療従事者がACPについて系統的に学ぶことが重要である。

② ACPの推進の現状

　超高齢化多死社会を迎えた日本においても、ACPの浸透は課題である。厚生労働省は、人生の最終段階における医療に関する適切な相談体制のあり方を検討している。また最近では独自のACP事業を推進する自治体も増えてきている。

　例えば、「心肺蘇生はしてほしくない」（生命維持治療の差し控え、DNAR[*2]）や、「点滴はして欲しいけれど、胃ろう[*3]はしてほしくない」などといった結論を書く（事前指示、AD＝アドバンス・ディレクティブ）だけでは不十分である。大切なのは、話し合いの過程を通して、選択肢を示すだけではなく、どう考えているのかを深く理解することである。また、繰り返される話し合いの中で、その時々の決断のようなものを文書で残すことにこだわりすぎないことも大事である。

　しかし、文書が一人歩きして、文書に書いていることは絶対ということになってはならない。患者の意思はいつ変化しても良いものであると同時に、必ずしも文書として記録に残せるものとは限らない。曖昧で揺れる気持ちを共有することも大切である。

　つまり診療を始める時にその後の方針について納得するかどうかではなく、そ

[*2]　DNAR：患者本人または患者の利益にかかわる代理者の意思決定をうけて心肺蘇生法を行わないことをいう。ただし、患者ないし代理者への informed consent と社会的な患者の医療拒否権の保障が前提となる。欧米では実施のためのガイドラインも公表されている。1995年日本救急医学会救命救急法検討委員会から「DNRとは尊厳死の概念に相通じるもので、がんの末期、老衰、救命の可能性がない患者で、本人または家族の希望で心肺蘇生法（CPR）を行わないこと」、「これに基づいて医師が指示する場合をDNR指示（do not resuscitation order）という」との定義が示されている。しかし、わが国の実情はいまだ患者の医療拒否権について明確な社会合意が形成されたとは言い難く、またDNR実施のガイドラインも公的な発表はなされていない。なお AHA Guideline 2000 では、DNRが蘇生する可能性が高いのに蘇生治療は施行しないとの印象を持たれやすいとの考えから、蘇生に成功することがそう多くない中で蘇生のための処置を試みない用語として DNAR（do not attempt resuscitation）が使用されている。

[*3]　胃ろう：腹壁を切開して胃内に管を通し、食物や水分や医薬品を流入させ投与するための医療措置である。

の時の気持ちと今の気持ちとはどう違うのか、その時々の思いを確認し続けていくことが大切である。例えば、病気で余命がわずかな時に、「自分は未練もないし、このまま何もせずに死んでいきたい」と言っていた人が、次の日に会ったら「あと半年、生きたい」と態度を変えたことがあった。よく話を聞いてみると、大好きな孫がすごく心配しているので、そんなに心配をかけるぐらいなら死んだ方がましだと思ったけれど、よく考えたら来年は孫の結婚式だと気付き、半年は生きていたいと思ったということだった。

孫を大事にしたいという気持ち、信念のようなものは、何も変わっていない。人生の最終段階においては、信念ははっきりしていても、周囲の状況によって判断が揺らぎ、変化することがある。結論を急ぎ過ぎず、患者やその家族らの不安や悩みと一緒に伴走できることが医療従事者にとっては大切だといえる。

内閣府の調査によると、もし根治の期待ができない病気になった場合、最期を迎えたい場所について、全国 55 歳以上の男女の半数以上が「自宅」を希望しており、延命治療に対しては、9 割以上の人が「延命のみを目的とした医療は積極的に行わず、自然の経過に任せてほしい」として、積極的な治療を望んでいないことが明らかになっている。日常からの ACP を通して、その人らしい最期を迎えられるようにしていく必要があり、地域で求められているのは、生活を中心にした関わりである。どういう治療を望むかではなく、その人がどんなふうに生きたいかを見つめ続けることが重要である。

医療や介護はあくまで生活のオプションとして存在し、人生を脅かすような病気に直面した時だけでなく、元気な時も対話を続けていくことで、初めてその人らしさが見えてくるのである。病院という非日常の空間では、本当のその人らしさは現れにくいものだ。だからこそ、ACP は病院任せにせず、日常の生活をみることのできる、かかりつけ医や在宅医も取り組むべきものである。

我々、医療従事者が患者に提供しているのは、必ずしも絶対的な正解を与えているわけではない。我々と一緒に答えを探し求めることが大切である。また、我々が一方的に医療をするのではなく、患者の困っていることに共感し、一緒に考え、不安な点を分かり合うことで生まれるつながりや安心こそが、自分らしく最期まで生き続けることの後押しになると考える。

1 ACPとは

2 ACPの現状

3 看取り・看取られの現状

4 「人生の最期」に携わる専門家の人々

5 自分自身の人生のシミュレーション

6 人生の後始末（死後の後始末）

付録 人生を自分らしく生き生きと生きるための手引き

③ 日々の生活の中に自然にACPがあることが理想的

　今後ますます高齢化が進む世の中において、比較的緩やかに症状が進行し、身体的な機能が徐々に衰えていく中、どのように QOL を保ちながら前向きに自分らしく生活していけるかが重要である。最期まで自分らしく生きるために、家族など、できるだけ多くの人たちと思いを共有しておくことが必要である。

　しかし残念ながら、そうした ACP のあり方についての人々の理解はあまり進んでいないのが現状である。なぜならば、人生の最終段階において話し合われる内容は、病や死など、暗いものになりやすい。しかし、最期まで生き生きと過ごしていくためには、もっと前向きで明るい話題にしていく必要がある。

　生活の中で病気と付き合っていく方法について、啓蒙活動を続けていくことも必要である。自分にはまだ無関係であると済ますのではなく、自分ごととして捉えてもらうことが必要である。死を意識することは今をどう生きるかに通じる。老いていく過程をどう楽しむかが大切である。ACP が日常の家族団らんの中でもっと自然に行われる社会を目指すべきである。

参考文献

・ 森雅紀：Advance care planning (ACP), CANCER BOARD of the BREAST Vol.4 No.1, 59, 2018
・ 厚生労働省：身寄りがない人の入院及び医療に係る意思決定が困難な人への支援に関するガイドライン.
　https://www.mhlw.go.jp/stf/seisakunitsuite/bunya/kenkou_iryou/iryou/miyorinonaihito-henotaiou.html（2020 年 8 月 15 日閲覧）
・ 日本救急医学会：
　https://www.jaam.jp/dictionary/dictionary/word/0308.html 　（2020 年 8 月 15 日閲覧）
・ 内閣府：平成 28 年版 厚生労働白書.
　https://www.mhlw.go.jp/wp/hakusyo/kousei/16/dl/all.pdf（2020 年 8 月 15 日閲覧）

第**2**章

ACPの現状

① がん告知からのACP

（1）その日は突然やってきた……

　近年のメディアからの情報により、一般的にもACPについて考える機会が増えたのではないだろうか。特に、私たちのような看護師、医療従事者という立場にあるものは、職務の性質上、基礎教育を受ける学生時代から、臨床で勤務するという状況においても、ACP、DNAR（do not attempt resuscitation：心肺蘇生を行わないこと）等という言葉を耳にする機会は少なくない。また、それぞれが各々の経験の中で、これらを考える機会は多いのではないだろうか。

　ここでは、そんな看護師である一人の女性が、長年連れ添った愛する夫に関するACPを経験したことをまとめた。

　何気ない日常のある日、50代半ばの夫が胃の不調を訴えた。この時点では、夫妻はそれほど深刻な状況だとは知る由もなく、妻が勤務する病院で検査を受けた。その病変から胃潰瘍ではないかと思われたが、医師の勧めから「潰瘍が大きいし念のため生検[*1]しておこう」ということになった。そして、その日は突然に

[*1]　生検：病変の一部を採って、顕微鏡で詳しく調べる検査である。生検組織診断とも呼ばれる。手術や内視鏡検査のときに組織を採ったり、体の外から超音波（エコー）やX線検査を行いながら細い針を刺して組織を採ることで、がんであるかどうか、悪性度はどうか病理医が病変について詳しく調べて診断を行う。

[*2]　神経内分泌腫瘍 (neuroendocrine tumor/neoplasm：NET/NEN)：内分泌細胞に由来する腫瘍である。神経内分泌細胞はホルモンやペプチドを分泌する細胞のことで、全身に分布するため、腫瘍も全身の臓器に発生するが、このうち、消化器に発生するものが約60%、肺や気管支に発生するものが約30%を占めます。消化器のなかでは特に膵臓、直腸に発生するものが最も多いとされている。

1 ACPとは

2 ACPの現状

3 看取り・看取られの現状

4 「人生の最期」に携わる専門家の人々

5 自分自身の人生のシミュレーション

6 人生の後始末（死後の後始末）

付録 人生を自分らしく生き生きと生きるための手引き

やってきた。

医師からの病状説明で、胃の神経内分泌腫瘍[*2] であることが告げられた。治療としては、手術をするしかない。時間の猶予もない。抗がん剤治療もできない種類のがんである。また、同時に余命宣告もされ、5年後生存率は25%であることも告げられた。

医師の口からは全く予想もしなかった言葉が次から次に出てくる。夫は医師からの説明をただ黙って聞いていた。妻はというと、信じられないというただただ驚きの中で、「いやいや、違う。25%（という数字）にはこだわらないようにしよう。完全に治療することができなくても、この人なら必ず生きられるはずだ」と漠然と考えていた。

その一方で、夫妻の一番下の息子が所属する高校野球のチームが甲子園に出場することが決まっていた。そのため、開幕戦を見に行こうと、夫は以前からとても楽しみにしていた。このことは、後々までの妻の心残りとなる。しかし、病状のことを考えると、一刻も早く手術をすることを勧められた。

高校野球観戦のことが気になりながらも、夫妻は手術日を医師の勧め通りに決定した。高校野球を観戦しようとした日の3日前が手術日となった。そして、手術は終わった。医師からの説明は、「（腫瘍は）とれるところは全て切除した。しかし、リンパ節にも転移していた。それらも全て切除したが、再発の可能性は高いだろう」とのことだった。夫は茫然とそれを聞いていた。

（2）もうすぐ3年になるね……

夫は元来仕事人間で、長年家族のために真面目に働き、仕事が生きがいでもあった。妻は自らの仕事をしながらも、夫の食べやすい食事を作り、無理がないように夫の身体に気を付けながら、仕事を続けたいという夫の思いを受け入れ、夫妻は日常の生活を取り戻していた。抗がん剤の予防投与も受け、副作用の味覚障害やしびれの症状を抱えながらも、夫は動けるギリギリまで仕事を続けた。

そんな中で、年末年始に家族全員で妻の田舎に帰郷した。再発宣告後、田舎に帰ると言い出したのは夫だった。不思議なことに、これまでは家族21人全員が揃うことはなかった。夫は郷土料理を「美味しい、美味しい」と食べ、家族みん

なを見守りながら、安堵した表情を浮かべていた。この時に撮った写真は、今でも妻にとっては最高の思い出の1枚である。

そして、「もうすぐ3年になるね」と言っていたある日、夫に腰痛が出現した。骨転移であった。抗がん剤の予防投与の甲斐もなかった。夫は外来通院をしながら、ギリギリまで仕事を続けた。しかし、さらに貧血が進み、輸血療法のため、遂に夫は再入院することとなった。

（3）ACP ―夫の希望―

最初の検査後の病名の告知から、夫妻は全て一緒に病状の説明を聞いた。実際、2016年の国立がんセンターの調査でも、告知率は94％に達している。がんに罹患した殆どの人が病名の告知を受けていることになる。勿論検査を受け、診断を受け、ここに至るわけではあるが、病名の告知を受けたことがゴールとなるわけではない。病名の告知を受けた時点から、同時に治療やその後の人生の選択をすることが始まることになる。

この夫妻は、家族の急死や認知症を患っていた母の影響もあり、このような病気になる前から、折に触れ、お互いに「もし自分に何かがあった時は、（延命処置は）何にも、しないでほしい」と言っていた。何かに記載しているとか、改まって話をしたわけではないが、今となっては、「あの時あんなことを言っていたな」ということから、重大なことを決断する際の一つの指標となっていると妻は語る。

そして、家で最期の時を迎えたいという夫の希望もあった。看護師である妻は休職し、夫を在宅で療養させるという選択をする。妻は夫が在宅療養できるよう自宅を整えた。在宅では、小さな孫とも制限なく会うことができ、幼い孫をあやしたり、酒やタバコを口にすることもできる。人が集まり賑やかにしているのが好きという夫は、家族に囲まれながら自宅で過ごすことができた。

しかし、貧血がさらに進み、ガス交換が行えず呼吸困難が出現し、酸素療法も必要となり、入院することになる。夫は、「自宅で死にたい」とも言ったが、毎日の輸血療法があるため、それは難しいということになった。

夫の弟が遠くから面会にやって来た。夫は「家に帰りたい」と言った。酸素吸

1 ACPとは

2 ACPの現状

3 看取り・看取られの現状

4 「人生の最期」に携わる専門家の人々

5 自分自身の人生のシミュレーション

6 人生の後始末（死後の後始末）

付録 人生を自分らしく生き生きと生きるための手引き

入をしながら、レスキュー*3 も用い、弟の力も借り、3 時間ほどではあったが、自宅に戻った。夫はそのまま家にいたいとも言わなかった。「迷惑をかけたらあかん……」と常日頃言っていたから、子供には仕事もあり、家庭もあり孫の子育てもある。妻に対しても、いくら自分の妻とはいえどもここが限界？これ以上は妻への負担も考えると、無理だろうと思っていたのではないだろうか。最後となる少量のお酒に口をつけ、タバコを吸い、久々に弟とも会い、満足気な安堵の顔をした瞬間であった。

　また、その頃には、夫は痛みによる苦痛と倦怠感、その緩和のためのモルヒネ*4 の副作用による幻覚症状も出現し、身の置き所がない状態となっていた。

（4）ACP ―人殺しじゃないか？？―

　がん性疼痛や倦怠感、身の置き所がない状態となった夫に対し、医療者側からの勧めもあり、鎮静薬*5 の使用を妻は考えることになる。鎮静薬を使用すると苦痛は緩和できるが、意識の低下やコミュニケーションがとれなくなるというデメリットがある。そして、生命予後を短縮する可能性もある。看護師である妻は、夫の苦しさを何とかしてあげたいと強く思いながらも、鎮静薬を使用することにより、どういう顛末になるかも十分に理解していた。そのため、「人殺しじゃないか？？」と思い、涙が拭いても、拭いても、止まらなかった。

　息子や娘にも何度も十分に相談した。そして、家族は鎮静薬の使用を決定した。「お薬で楽になるからね」と妻、「ありがとう」と夫。それが 2 人の最期の言葉となった。

＊3　レスキュー：疼痛管理において、ベースに使用している鎮痛薬の不測を補う目的で鎮痛薬を追加投与することである。突発性の痛みからの救出という意味でこう呼ばれる。常用の薬とは別の処方がされ、患者自身で管理する。

＊4　モルヒネ：ベンジルイソキノリン型アルカロイドの一種で、チロシンから生合成されるオピオイド系の化合物である。ケシを原料とする。日本では処方箋医薬品・毒薬・麻薬として規制されている。　オピオイド鎮痛薬として、鎮痛目的で用いられている。医療用麻薬でもあり、その鎮痛作用は強力である。

＊5　鎮静薬：中枢神経に作用し興奮を鎮静する薬物である。睡眠薬として利用される場合もある・また、手術の麻酔前に投与されることがある。

その翌日、夫は 59 歳で家族に見守られながら、穏やかな表情で笑みを浮かべたまま永眠した。家族全員で見送ることができた。その後、家族全員で夫の頭髪を洗ったり、身体を拭いたり、夫を見送る準備もした。そして、自宅に戻り、家族みんなで過ごした。夫は人が集まるのが大好きな人であった。夫は決して 1 人ではなかった。

（5）ACP ―日常の会話が大切―

今振り返ると、夫は手術後、「墓はあそこにして」等、自分自身がどうしてほしいかを伝えてくれていた。病気や治療に対する苦しさも、弱音も吐かないし、確信に迫るわけでもないが、ぼそっと一言ずつ伝えてくれていた。何かに記すわけではなく、会話の中で伝えてくれていた。そのため、妻は夫の意向を十分に汲み取ることができたし、どんなことも 2 人で決断することができた。

どんな人にも突然日常と違う事態が襲ってくることがある。そして、これまでの平穏な日々から一転、がん告知から、最期の時まで、様々な重要な選択をする必要に迫られる。また、自分自身で全ての選択ができない場合もある。最期までその人がその人らしく、その人が望む人生を過ごすことを、周囲の者がサポートするには、常日頃から多くの会話をすることが大切だと妻は語る。そこには、その人が何を欲しているか、どう考えるか、その人のあり様が全て映し出されている。日々そばにいて、何気ない、他愛のない会話をすることがとても大切で、改まって「人生会議」をするよりも、確信に迫ることもできる。

夫を見送り数年が経過した今でも、妻はもっと何かできたのではないかと仏壇の前で考えることもある。一方で、この先お互いに年老いて、長年の介護で妻に負担をかけないで済むように、夫は旅立ったのかと思うこともある。一家の大黒柱が亡くなった後も、家族は前を向きながらも、様々な思いを抱えることとなる。「（辛いことは）必ず明ける日が来るとは言うけど、明ける日には相手（夫）はいない」と妻は語った。

➤経験者から医療者へのメッセージ

＜ACP について＞

- 家族としては、ACP は決めかねることばかりなので、そこを容認してほしい
- これからどうなるかというアドバイスは大事だが、決定するのはこちら（患者や家族）、それでも決めかねている、というこちらの気持ちが伝わらない
- 家族の話をとにかくよーく聞いてほしい
- 患者・家族の気持ちを第三者的に、聞いてくれる存在であってほしい

＜患者や家族との関わりについて＞

- 専門的な知識よりも、気持ちへの寄り添いがとにかくほしい
- 遺された家族が前を向いて生きていけるよう、誉める、認めることも必要
- 「すごいね、誰もできないよ」身体と心は一緒、連動する
- 介護には励ましが特に必要
- 気持ちをそらしてくれる人。自分の聴きたいことを優先せず、患者や家族の今がどうなのかを聞いてほしい。その時々を大事にしてほしい
- 先のことは悪いことばかりの話ではなく、明るい光がほしい
- 決まりごとではなく、この人、この家族はどうだという気持ちを汲み取ってほしい

➤経験者からこれから看取る人、看取られる人へのメッセージ

- 家族はどんな状況でも家族である
- いつもそばにいることが大事
- 改まった話をしなくても、とにかくいっぱいしゃべること

参考文献

- 厚生労働省：厚生科学研究「がん医療における緩和医療及び精神腫瘍学のあり方と普及に関する研究」班．苦痛緩和のための鎮静に関するガイドライン．https://www.jspm.ne.jp/guidelines/sedation/sedation01.pdf（2020.6.30 閲覧）
- 国立がんセンター：「がん情報サービス」用語集．https://ganjoho.jp/public/index.html（2020.6.30 閲覧）

1 ACPとは

2 ACPの現状

3 看取り・看取られの現状

4 「人生の最期」に携わる専門家の人々

5 自分自身の人生のシミュレーション

6 人生の後始末（死後の後始末）

付録 人生を自分らしく生き生きと生きるための手引き

② 認知症を患った父親が望むACPと母親の決断したACP

（1）認知症だった私の父の最期

　私の父は、前立腺がんだった。75歳で告知を受け、外来で化学療法を受けて進行をくい止めていたが、好中球減少症などの副作用により治療を継続できなくなった。

　80歳になった年に骨に転移し、祈る思いで入院して治験薬の効果を期待したが、大腿骨に転移したがんは小さくならなかった。入院中に父は、骨折するため1人で歩いては危険だと抑制され、尿器での排尿を強いられ、治験薬の副作用の皮膚への症状によるかゆみや不快感も併せて、同時に物忘れがひどくなった。麻薬の処方も開始し、食欲不振が続き、軽いBPSD（behavioral and psychological symptoms of dementia：認知症の行動と心理症状）となっていたのだろう。夜中に何度も、「なぜ、家に帰れないのだ」と母に電話を繰り返した。

　私はその症状をみて、環境を整えることが必要だと考え、機を逸さないうちに自宅復帰を何度か母に相談した。しかし母は、他府県に住む子供たちに自分の本音を言わなかった。今考えると母は、数年前に腰椎圧迫骨折を経験しており、自宅に帰り父の言動に振り回されたり、何かあったりした時に対処しきれないと考えていたようだ。

　そのような経過の中で、一度のみ、ケアマネージャーと、父、母、子供たちで退院支援について、病院のデイルームで話し合った時のことだ。私は父の本心を聴こうと、「お父さんはどうしたいの」と尋ねると、少し遠慮した様子で、でもはっきりと、「帰りたいのは帰りたい」と答えた。母はそんな父の言葉を「この人は呆けているから、今言ったことも忘れているから、信用できない」と遮った。

　周囲の空気が固まり、社会資源について説明しようとしたが、母は頑として聞く耳をもたなかった。結局、話し合いはお茶を濁した状態で終わり、ケアマネージャーも「奥さんがああ言うなら仕方ない」と肩を落として帰っていった。その時の父の何とも言えない顔が忘れられず、今でもそのような行動を母にとらせてしまった自分への憤りと父を自宅に帰せなかった無力感が、私の中に自責の念を残している。

その後、担当看護師に話を聞くと、母は主治医に余命宣告された当初から、緩和ケア病棟に移ることを希望していて、退院の意志はないときっぱりと伝えていたとのことだった。母の父に対するACPは決まっていたのだ。父は体力が消耗していき、ついには1人では動けなくなり、緩和ケア病棟に移動した。

その頃から父の認知症は急速に進行し、家族の名前もわからなくなった。毎日、頭の中で仕事をし、期日までに品物を届けないと大変なことになると起き上がり、ベッドサイドに寄り添う家族を困惑させた。「わかった。届けてくるから」と虚しい対応しかできなかった。幸い緩和ケア病棟での父は、つらい思い出ばかりでなく、四季折々のイベントに参加し、家族と穏やかな時間を過ごすことができた。母は、毎日ベッドサイドで父に寄り添い、気丈に献身的に介護をしていた。2016年春、父は、緩和ケア病棟で家族に見守られながら、安らかに永眠した。

(2) いつまでも悔いが残っている父への思い

今でも位牌に向き合った時や家族で父の話をする時に、父の何とも言えない顔を思い出し、「もっと早く父と母のACPについて確かめておくべきだった」と考えてしまう。

父の介護の経験から学んだことは、「ACPは一体誰のためのものだろう」ということだ。認知症の人だけでなく、家族個人にもQOL（quality of life：生活の質）やQOD（quality of death / dying：死の質）に対する考え方がある。医療者の私は、父の認知症ががんの進行による代謝障害や薬物の副作用、環境などの二次的なもので、BPSDの発症を抑え、父が最期まで父らしくいるには、在宅で過ごすことではないだろかと悩んでいた。老々介護、遠方介護の困難さは痛感していたが、帰れるうちに在宅に帰り、いよいよ動けなくなった時なら、父も納得し、緩和ケア病院に入院すると言えたのではと考えていた。だからこそ、母が告知の最初から、私たちに相談なく、「認知症だから忘れてしまう。緩和ケア病棟へ入院してもらう」と決断していたことに戸惑いを感じたのだ。

実際にどの選択がベストだったのか、今も答えが出ない。在宅介護をした時に共倒れになってしまったかもしれない。父の意向を確認できていたら、それが介護の支えになったかもしれない。体制が整った病院で安全に骨折せずに過ごせた

1 ＡＣＰとは

2 ＡＣＰの現状

3 看取り・看取られの現状

4 「人生の最期」に携わる専門家の人々

5 自分自身の人生のシミュレーション

6 人生の後始末（死後の後始末）

付録 人生を自分らしく生き生きと生きるための手引き

のは、幸せだったのかもしれない。誰もが介護のエキスパートではないし、看取りの経験者ではない。母は父の死後、「できる限りのことはしたし……」と自分を納得させているようにみえた。その想いに共感して、母を心から労われない自分が情けなかった。父にも母にも申し訳ない。

　当人の望む ACP は、認知症になる前から、本人と家族がそれぞれ合意形成し、時期が来たときにそれをサポートしてくれる介護者、医療者に伝えなければ成り立たないのではないかと考える。そして、認知症の症状や病状の進行とともに状況が刻一刻と変わるため、「延命治療しないでほしい」という曖昧な言葉ではなく、できるだけ「このような時はこうしてほしい」と書面で、具体的に周知してほしいと願わずにはいられない。なぜなら渦中にいる間は、認知症の人は自分の世界をリアルに生き、家族がそれを精一杯支え、選択しなければならないからである。そして、大切な人を看取った後に家族が燃え尽き、自責の念を抱えないために、故人が良い人生を送った、選択はこれで良かったのだと確信が持てるよう、生きる支えが必要だからである。

(3) 認知症を取り巻く現状に警鐘を鳴らしたい

　わが国は諸外国と比較して、急速なスピードで高齢化が進んでおり、年齢が高くなればなるほど認知症の出現率も高くなる。65 歳以上の高齢者の約 7 人に 1 人が認知症と見込まれる中 [1)]、認知症施策は重要な課題となっている。

　国は認知症を、『だれもがなりうる病気』として、認知症の人や家族の視点を重視しながら、同じ社会で共に生きる「共生」と「予防」を政策の両輪と掲げた、「認知症施策推進大綱」[1)] を 2019（令和元）年に取りまとめた。内容は、日常生活や社会生活における意思決定支援を行い、認知症の人が地域で尊厳と希望をもって生活できるような体制整備に努めるというものである。

　その中では、認知症に対する社会の理解を深めるとともに、認知症初期から関われる認知症初期支援チームを設置して、記憶が失われる前に本人の情報や意思、どんな生活を送りたいかを聞き取り、その方の人生や譲れない価値観を調査し、記録して行動心理症状への対応方法をアドバイスする等の取り組みが始まっている。

1 ACPとは

2 ACPの現状

3 看取り・看取られの現状

4 「人生の最期」に携わる専門家の人々

5 自分自身の人生のシミュレーション

6 人生の後始末（死後の後始末）

付録 人生を自分らしく生き生きと生きるための手引き

　しかしながら、国の取り組む認知症施策と認知症についての個人の捉え方については、まだまだ相違があると言えるのではないだろうか。私がそれを感じたのは、65歳以上の方に認知症の意思決定支援についての意識調査のお願いに回った時である。「認知症という言葉は当人には恥ずかしいので、全面に出さないでほしい」「認知症になって周囲に迷惑をかけるぐらいなら、閉じ込めてほしい」「何もわからなくなってしまう病気だ」「自分は認知症にならないからわからない」という意見を多くいただいた。

　私が行った65歳以上を対象とした「あなたは認知症に対してどのようなイメージを持っていますか」というアンケート調査（図2-1）では、「2：介護施設に入り、サポートを利用することが必要になる」と答えた人が、全体の23％で、「4：症状が進行してゆき、何もできなくなってしまう」と答えた人が13％であった。

　その中では「迷惑をかけず施設で暮らしたい」「認知症になったら適当に早く逝きたい」「家族に迷惑をかけることしか想像できない」「手を出すことがあれば監

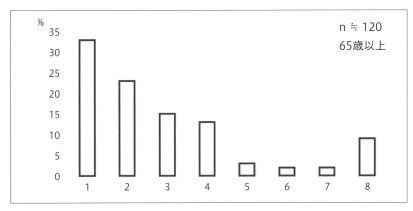

図2-1　認知症のイメージ

１：医療・介護などのサポートを利用しながら、今まで暮らしてきた地域で生活していける
２：介護施設に入り、サポートを利用することが必要になる
３：できないことを自ら工夫しながら、今まで暮らしてきた地域で、今までどおり自立的に生活できる
４：症状が進行してゆき、何もできなくなってしまう
５：暴言，暴力など周りの人に迷惑をかけてしまうので、今まで暮らしてきた地域で生活することが難しくなる
６：わからない
７：無回答
８：その他

視員、介護の人をつけて隔離してほしい」「居場所を提供してもらいたい」という生々しい言葉が出てきた。

わが国において認知症は、ごく最近まで「痴呆」と呼ばれていた。痴呆という用語は「阿呆、ばか」とも通じ、侮蔑的な意味合いの表現である。その上、「痴呆」の実態を正確に表しておらず、早期発見・早期診断等の取り組みの支障となっていることから、国民から広く意見を徴収し検討した結果、認知症という用語に変更し[2)]、落ち着いた背景がある。

しかし、名称が変わったとしても、「認知症になると自分が何者であるか、何もわからなくなって迷惑をかけてしまう」という恐怖心や羞恥心のイメージが、まだまだ根強く残っていると感じる。このようなイメージの中にあって、物忘れはあるけれど日常生活に支障がない軽度の認知障害（MCI：mild cognitive impairment）を高齢者が自覚することができるのか？予防するために受診行動がとれるのか？人生の最終段階まで自らの意志で生き抜くために ACP を行えるのか？は、甚だ疑問である。

だからこそ、私は、認知症を取り巻く現状に警鐘を鳴らしたい。自分は認知症にならないではなく、だれもが認知症になる可能性は十分あることを皆さんが意識し、自分のために家族のために、認知症になった時にも対応できるように、今から ACP に取り組んでいただきたい。

(4) これから認知症を患った家族の ACP をされる方へのメッセージ

● 皆さん 1 人 1 人が 65 歳を超えたら、家族が重荷を背負わないために、「認知症になっても自分らしく生きる、自分らしく死ぬにはどうしたいか」ということについて、日頃から家族と話し合い、具体的に書面に残すこと

日本の 65 歳以上の者のいる世帯は全世帯の約半分、夫婦のみの世帯が一番多く約 3 割、単独世帯と合わせると全世帯の半数を超える状況である。これにより「老々介護」だけでなく、軽い認知症の高齢者が重い認知症の高齢者を看る「認認介護」も増えてきている。私の両親は、まさに他府県に夫婦のみで住み、70 代の父と母で入退院を繰り返し、介護しあっている老々介護の状態だった。

核家族化が進む中で、子供に負担をかけず、心身の健康寿命を延ばし、何とか

自立的に生きていきたいというのは、多くの高齢者が希望するところだろう。しかしながら、私たちは、いつかは来る意志や身体の衰えに備える必要がある。

- ACP について話し合われていない場合は、認知症の初期から、どのように生きていきたいか、進行した時の療養場所や治療の意思決定をどうしたいのか、機会をみて家族で話し合い書面に残すこと

父もそうであったが、認知症の人は、本人の判断について責任能力が問えないとしても話し合える機会は少なからずある。そして周囲の言動から自分の置かれている状況を感じ取っている。国内外の体験記や研究報告からも、認知症の人は記憶障害や能力が衰えていく一方、他者の言動の意味から自己の立場やその場の状況を把握する能力は、より敏感になっていくとされ[3]、感情の動きは末期まで保持されると言われている。そのため、認知症の人に対する意思決定支援は慎重に行うべきである。

- 家族は「他の人に迷惑をかけたくない」と1人で抱え込まず、専門家を交え、介護する方々とともに認知症の人のより良い人生について、皆さんで話し合う機会を持つこと

認知症の人を抱える家族は、抱えきれない重荷を背負い、時には自分を責めながら，終末期の判断を下さなくてはならないこともある。認知症の人と介護する家族が、信条や考え方から希望する生き方について、納得しあえる結果が出れば、それが認知症の人と家族の生きる希望に繋がり、支えになると考える。

引用文献

1) 厚生労働省：認知症施策推進大綱.
   https://www.mhlw.go.jp/content/000522832.pdf （2020.4.16 閲覧）
2) 厚生労働省：「痴呆」に替わる用語に関する検討会報告書.
   https://www.mhlw.go.jp/shingi/2004/12/s1224-17.html （2020.4.16 閲覧）
3) 福田珠恵：老年期に痴呆症という病を生きる体験：『自己の存在の確かさを求めて』―病の兆候からグループホーム入居後まで，日本看護科学学会誌，25（3），pp41-50，2005.

参考文献

・厚生労働省：認知症施策推進総合戦略（新オレンジプラン）～認知症高齢者等に優しい地域づくりについて～.
https://www.mhlw.go.jp/file/06-Seisakujouhou-12300000-Roukenkyoku/kaitei_orangeplan.pdf（2020.4.16 閲覧）

1 ACPとは

2 ACPの現状

3 看取り・看取られの現状

4 「人生の最期」に携わる専門家の人々

5 自分自身の人生のシミュレーション

6 人生の後始末（死後の後始末）

付録 人生を自分らしく生き生きと生きるための手引き

・厚生労働省：人生最終段階における医療・ケアの決定プロセスに関するガイドライン（2018.3.14 閲覧）.
https://www.mhlw.go.jp/stf/houdou/0000197665.html
・Forbes S, et al: End-of-life decision making for nursing home resident with dementia. J Nurs Scholarsh 2000; 32(3): 251-258.
・内閣府：令和元年版高齢社会白書（全体版）.
https://www8.cao.go.jp/kourei/whitepaper/w-2019/zenbun/01pdf_index.html（2019.10.18 閲覧）

③ 自己での決定が困難な精神障害をもつ人のACP（1）

(1) 障害をもつ人には支援を受けた意思決定を

　ACP とは、「もしものときのために、あなたが望む医療やケアについて前もって考え、家族等や医療・ケアチームと繰り返し話し合い、共有する取り組み」である（厚生労働省の定義）。医療的側面での話し合いに特化した ACP における一般の人々の立場は、支援を受けて意思決定している障害をもつ人と同様の立場である。一般の人も医療に関する知識は乏しく、ACP に関する意思決定には支援は必要である。障害をもつ人への意思決定支援を知ることは、一般の人の ACP 支援にも通じる。

　ACP の定義に「あなたが望む」とあるように、本人の意思決定が重要視される。障害をもつ人は、これまで自己決定や合理的な決定ができず、代行決定が必要とされてきた。障害者にとって最善の選択は他者が行うものとする考え方は、ACP の理念とは相容れない。

　2000 年代より、自立した個人が市民社会の諸サービスと主体的に契約するというポストモダン的な思想を背景に制度改正が進んだ。わが国では、2000 年に定められた成年後見制度が、自己決定による契約を補助する視点で改訂された。さらに、2006 年施行の障害者自立支援法（2013 年、障害者総合支援法に改称）では相談支援が取り入れられ、本人の力を伸ばすというエンパワーメントが重視された。

　2014 年、日本は国連の障害者権利条約に批准した。着目する条文は 12 条の法律の前に等しく認められる権利である。これまで自己決定や合理的な決定ができ

1 ACPとは

2 ACPの現状

3 看取り・看取られの現状

4 「人生の最期」に携わる専門家の人々

5 自分自身の人生のシミュレーション

6 人生の後始末（死後の後始末）

付録 人生を自分らしく生き生きと生きるための手引き

ず代行決定が必要とされてきた、障害をもつ人の権利[1,2]について、次のように記述している。

1. 締約国は、障害者がすべての場所において法律の前に人として認められる権利を有することを再確認する

2. 締約国は、障害者が生活のあらゆる側面において他の者と平等に法的能力をすることを認める

3. 締約国は、障害者がその法的能力の行使に当たって必要とする支援を利用することができるようにするための適当な措置をとる

支援を受けた意思決定（supported decision making）により、障害者の権利を保障するのである[1,3]。障害の種類や程度に関わらず、全ての障害をもつ人が、生活のすべての側面において、他の人と完全に同じ法的能力を有することが認められる。法的能力を行使することが困難な場合には、「支援を受けた意思決定」と呼ばれる、法的能力を行使するための支援を受けることが、権利として認められることとなった。

ここで、障害の構造理解を試みる。国際生活機能分類（International Classification of Functioning, Disability and Health：ICF）を用いると、障害の構成要素およびその相互作用を検討することができる（図2-2）。心身機能・身体構造、活動、参加と3つの構造が双方向に移動し、この3つに影響する因子は2つ環境因

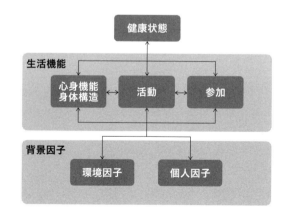

図2-2　国際生活機能分類（ICF）

子と個人因子である。環境あるいは個人因子によっては、機能障害があっても、活動でき、社会活動に参加することができる。障害を有していても、支援を受けることによって社会活動への参加が可能となる。また、逆に社会復帰に対する阻害因子となることもある。

　基本的に、誰でも意思決定能力があると推定される。本人による意思決定のために実行可能なあらゆる支援をすることが、社会には求められる。本人の能力をアセスメントする方法として、英国には意思決定能力判定のための3つの質問がある[3]。

Q1 本人は、以下の4要素を踏まえて、支援者が適切な意思決定支援を行ってもなお、特定の意思決定ができないか？（機能的アプローチ）
①理解：支援を受けても、当該決定に関連する情報を理解できない
②記憶保持：支援を受けても、関連情報を必要な時間、頭の中に保持できない
③比較検討：支援を受けても、その情報に基づく選択肢を比較検討できない
④表現：支援を受けても、意思決定の内容を他人に伝えることができない

もしできないなら

Q2 本人の精神や脳の機能において、何らかの損傷や障害があるか？（診断的アプローチ）

もしあるなら、

Q3 特定された損傷や障害が理由で、特定の意思決定を行うことができないか？（因果関係アプローチ）

　そして、賢明でない判断を理由に、意思決定能力の欠如と見なしてはならない。では、自己決定が困難な場合の支援はどうするのか、若干見解が異なる立場がある。いずれにしても、障害をもつ人の行為能力の制限が伴わない支援のあり方が求められる。

1 ACPとは

2 ACPの現状

3 看取り・看取られの現状

4 「人生の最期」に携わる専門家の人々

5 自分自身の人生のシミュレーション

6 人生の後始末（死後の後始末）

付録 人生を自分らしく生き生きと生きるための手引き

障害をもつ人が意思決定する内容は、日常生活に関わるもの、財産に関わるもの、延命治療など生命に関わる事項などがある。英国の意思決定能力法では、身の回りの世話、医療行為、住まいの変更について、支援者の代行を認める範疇を明文化している[4]。本来、本人の意思決定を尊重する事項に対して、支援者が関わることも認めているのである。後見制度の容認とも考えられるが、本人の意思を無視した代理権行使をどのように避けるか、その点が最重視されている。

(2) 精神疾患をもつ人への医療上の制限

精神疾患に身体疾患が合併した状態を、（精神科）身体合併症と呼ぶ。定義は様々であるが，広義には「精神疾患患者において，あらゆる身体疾患を合併した状態」を指す[5]。

精神疾患を持つ人は医療法施行規則では「精神病室でない病室に入院させないこと」と規定されており、一般病床への入院が妨げられている。ただし、身体合併症は臨時応急の場合に含まれる解釈され、一般病床に入院は可能である。一般的に行政の身体合併症医療システムでは，精神疾患と身体疾患の重症度ごとに治療を行う病院を選定していく。しかし、救急時の受け入れや入院継続は一般の市民と同等とは言い難い。精神障害者への身体合併症のシステムの貧弱さが、精神障害者の個人的要因に左右されてしまい、平均的な治療を受けられないという差別が生じている。

一般救急と精神科救急を一本化するシステム構築をサポートするために、2008年度診療報酬改定で「精神科身体合併症管理加算」や「精神科救急合併症入院料」が新設された。ただし、このような対応ができる病院は0である都道府県もあり、適切な精神身体合併症患者の搬送先（一般救急・精神科救急）がないため、救急隊や家族がトリアージをせざるを得ない実態がある。

(3) 精神障害をもつ人のエンド・オブ・ライフ

精神障害者とは、精神保健福祉法では「統合失調症、精神作用物質による急性中毒又はその依存症、知的障害、精神病質その他の精神疾患を有する者をいう」

と定義されている。精神障害は、疾病という1つの要素だけではなく、機能障害、能力障害、社会的不利という複合的な要素で構成されている。そのため、医学的治療だけではなく総合的な対策が必要である。

　実際、精神科医療においてはパーソナル・リカバリーの概念が取り入れられている。それは生きる力と強さに着目した援助であり、1990年代アメリカよりはじまった、精神科医療と地域ケアの改善に向けた心理社会的リハビリテーションにおける活動である。それでも、医療現場にはパターナリズムもあり、支援者の理解はまだこれからでもある。

　入院をしている精神障害をもつ人のエンド・オブ・ライフ（end of life：EoL、ターミナルケアも含む）に関する報告は多くなされている。ACPの言う「もしもの時」とは、EoLに該当する。精神障害をもつ人に関するACPを論じる前に、入院している精神障害をもつ人が、家族等や医療・ケアチームと、自身が望む医療やケアについてどのように話し合っているのか、先行研究をもとに述べる。

　2019年における日本における死因の第一位は悪性新生物であった[6]。美濃[7]は、対象に精神疾患をもつ人の合併症治療を受けて入れている病院に勤務する看護師を含め、がんを併発した精神疾患をもつ人の治療・看護について報告した。それによると、早期発見や適切な治療・看護の提供は非常に困難で、医師も看護師も苦悩していた。

　適切な治療・看護を阻害する要因として、①患者のセルフケア不足（重症度、施設症による）、②医療者の援助行為の不十分さ（医療者の認識不足）、③身体合併症治療整備・制度の不十分さ（医療の限界、社会的な取り組みの遅れによる）、④患者の自己決定・自己選択の軽視（医療者・家族・施設の中に内在）であった。

　また、施設・社会が重点的に取り組むべき課題として、①治療設備・資源の充実、②連携体制の確立、③合併症医療システムの充実、④合併症検診システムの導入を挙げた。

　日本の精神病床におけるEoLケアの文献検討によると[8]、患者の意思を軽視するジレンマが挙げられた。例えば、地域で生活していれば受けられたであろうがん検診のチャンスが、入院している病院の検診システムによってはかなわないのである。

　海外文献をレビューした瓜崎ら[9]は、「日本と同様に海外でも、患者や家族、医

療者、療養環境に関する課題が EoL ケアにある」としている。日本では患者の健康を守るために患者の意思決定を結果的に軽んじる場面が、海外では医療者による患者の意思決定能力の査定に焦点をあてていた。その様子は、患者が腫瘍の精査や治療を「しない」と決定したことについて、スタッフ間で法的・倫理的側面から検討をしていた事例からうかがえる。

(4) 精神障害をもつ人と ACP

　人権を尊重することは地域精神保健における基本原則である。国連の「障害者権利条約」を基盤とし、障害をもつ人が対等な立場で社会参加できるためには価値観の転換や社会環境の改革が不可欠である。2004 年より入院医療中心から地域生活中心へと、精神保健医療福祉の改革ビジョンが図られ、精神障害をもつ人に対して地域生活中心をなお一層後押しする必要性がある。

　精神科病院で入院加療を受けていたケースでも、身体合併症へのケアを一般市民と同等に受けられない恐れがあった。「もしもの時」以前に、軽微な時に身体合併症の治療を受けることができるように、精神疾患の治療に対しても、本人の主体的な言動を大切にすべきである。それにより、「もしもの時」に必要なケアは何か、本人と周囲の人々が対等な立場で話し合うことができる。

　自己決定が困難な背景には、選択肢や情報、判断能力が不十分な点がある。さらには、判断するための社会的体験が不十分、周囲の偏見などによって自己決定の意思や決定の表出を抑えるなど、心理的な抑圧もある。その解決に、成年後見制度に力点を置くか、エンパワーメントに力点を置くか。前者は最善の利益を求め、場合によっては支援者の決定が先に来る。後者は、本人から表出された意思・心からの希望を重視する。支援者や環境との相互作用の中で本人の意思が確立するにはいずれも共通するが、本人の意思決定を尊重するのは後者であろう。

　障害をもつ人の ACP は、支援付き意思決定と代理代行決定の両面から討議することが、今後も求められるであろう。その点をおさえた実践の積み重ねにより、支援者らで共有できる知見が得られることが期待される。

1 ACPとは

2 ACPの現状

3 看取り・看取られの現状

4 「人生の最期」に携わる専門家の人々

5 自分自身の人生のシミュレーション

6 人生の後始末（死後の後始末）

付録 人生を自分らしく生き生きと生きるための手引き

引用文献

1) 木口恵美子：意思決定支援をめぐる国内の論議の動向，福祉社会開発研究，(9)，pp5-12，2017.
2) 木口恵美子：自己決定支援と意思決定支援―国連障害者の権利条約と日本の制度における「意思決定支援」―，福祉社会開発研究，(6)，pp25-33，2014.
3) 日本精神保健福祉士協会：2018 年度日本財団助成事業　成年後見制度における精神障害者の意思決定支援に関するシンポジウム報告書，2019.
http://www.japsw.or.jp/ugoki/hokokusyo/20190328.html（2020.11.19 閲覧）
4) 全日本手をつなぐ育成会：厚生労働省平成 25 年度障害者総合福祉推進事業　意思決定支援の在り方並びに成年後見制度の利用促進の在り方に関する基礎的調査研究について，2014.
http://zen-iku.jp/wp-content/uploads/2014/04/suisinjigyo.pdf　（2020.11.19 閲覧）
5) 本田明：精神科身体合併症にどう対応するか，週刊医学界新聞（3277），2018.
https://www.igaku-shoin.co.jp/paperDetail.do?id=PA03277_02　（2020.6 閲覧）
6) 厚生労働省：令和元年（2019）人口動態統計（確定数）の概況，2020.
https://www.mhlw.go.jp/toukei/saikin/hw/jinkou/kakutei19/index.html（2020.11.19 閲覧）
7) 美濃由紀子：がんを併発した精神疾患患者の治療・看護の現状と課題，精神看護，8 (1)，pp18-37，2005.
8) 荒木孝治ら：日本の精神病床におけるターミナルケアに関する文献検討，大阪医科大学看護研究雑誌，6，pp113-121，2016.
9) 瓜崎貴雄ら：先進国の精神病床におけるターミナルケアの事例に関する文献検討，大阪医科大学看護研究雑誌，7，pp146-155，2017.

④ 自己での決定が困難な精神障害をもつ人のACP（2）

（1）精神障害をもつ人の ACP に影響する要因

1）疾患の発症年齢

　主な精神疾患の好発年齢は、陽性症状（幻覚、妄想）や陰性症状（自閉、ひきこもり）が見られる統合失調症の場合は 15～35 歳、抑うつ気分や躁状態が見られる気分障害において大うつ病性障害の場合は 50～64 歳、ついで 20～34 歳、双極性障害の場合は 20 歳～30 歳前後である [1]。

　社会性やコミュニケーションに困難性、興味関心の限局が見られる自閉症スペクトラム障害の場合では 3 歳以前、不注意、多動、衝動性を主症状とする注意欠如・多動性障害の場合 12 歳以前に疾患が明らかにされる [1]。このことから、精神疾患をもつ人は比較的若い時期から、疾患を抱えながら生活を営むこととなる。

　疾患の発症は、本人にとってもその家族にとっても急激な変化となり、それま

1 ＡＣＰとは

2 ＡＣＰの現状

3 看取り・看取られの現状

4 「人生の最期」に携わる専門家の人々

5 自分自身の人生のシミュレーション

6 人生の後始末（死後の後始末）

付録 人生を自分らしく生き生きと生きるための手引き

で正常な発達を遂げてきた人の場合には、本人にも家族にも混乱を生じさせる。本人や家族は、症状への対応や治療の生活に追われ、将来の生活について考える余裕もなくなる。また、社会の偏見、症状の複雑さから長期にわたり苦悩の日々を送る人も多く存在する。このような混乱した生活の中では、人生の最終段階について家族と話し合いをもつことを考える、こころの余裕がない状況となる。

2）疾患の症状

　精神疾患は多くの場合が慢性疾患であり、症状が活発に出現する急性期を経て、治療の継続によって本人の症状が落ち着いた寛解状態を迎える。しかし、生活の変化や些細なストレスから再発を繰り返すことも特徴的である。疾患の急性期症状として、精神機能（知覚・記憶・知能・思考・感情・意欲）に異常をきたす[2]。このことは、本人の生活上の様々な場面における意思決定に影響を及ぼす。

　症状が寛解状態にあるときには、本人の意思決定能力が回復するが、症状が悪化した場合には、意思決定が困難となる。症状により生活能力の低下や回復の程度が低下することもあり、急性期を脱したのちは、多くの人が精神障害として福祉サービスの支援対象となる。

3）精神障害をもつ人の生活を支える家族

　地域で生活している精神障害をもつ人の生活は、その家族に支えられている現状がある。全国精神保健福祉会連合会の全国調査の結果では、本人の症状によって意思疎通がうまくできなかったと感じた経験のある家族が60.2％存在する。また、支援する家族がいなくなった場合の心配事として、本人への意思決定支援の有無と27.1％の家族が回答している[3]。

　本人の生活や意思決定を家族が支えている精神障害をもつ人の場合、国連の障害者権利条約による「支援を受けた意思決定」が認められており、ACPにおいても家族の意思が大きく影響する。

（2）精神障害をもつ人の ACP の現状

　統合失調症をもつ人とその生活を支えている家族の語りから、精神障害をもつ

人の人生の最終段階における意思決定についての現状を紹介する。

1）精神障害をもつ人

〔プロフィール〕

Aさん、40代男性、両親と同居、弟2人は別居

〔発症から現在までの経過〕

3人兄弟の長男として出生。幼少期は身なりなどを気にする、まじめで気の優しい子であった。高校卒業後に就職したが、20歳ごろに周囲の目が気になり、仕事に行くことができなくなった。また、旅行に出かけて数か月帰宅しないという行動もあり、親が心配して病院を受診した。以後、2回の入院歴がある。現在は、就労支援を経て、企業に障害者雇用で就労している。

〔Aさんの語り〕

先のことは考えたことない。そんなの考えたって一緒。他の人と比べたら（自分は）まだマシなほうだと思うよ。だって、（比べる）他の人知らないし。友達でも親に迷惑かけている人、いっぱいいる。仕事行ってない子もいる。みんな自分のことしか考えてない。みんなそう。**先のことを考えても人生、一度きりしかない**。生活の手続きのことはみんな親がやってしまうよ。市役所行くけど。困ったら、**市役所に行かないといけないとは思っている**。（就労支援施設の）**職員さんに話したりもしてる**。病気だからって言うけど、病気のせいにしないで仕事も頑張っていきたい。社会にも出ていろいろな経験をして、仕事も努力していく。

2）精神障害をもつ人の父親

〔プロフィール〕

Bさん、60代、男性、妻と息子2人の4人家族、30代の長男が統合失調症

〔長男の発症から現在までの経過〕

息子が高校に入学した頃から、身体的な辛さを訴え学校を休みがちになった。2年生に進級した頃には、だんだんその回数が増えていき、最終的に不登校となった。高校のカウンセリングの先生に勧められ、病院を受診し医療に繋がった。以後、入退院を繰り返していたが、現在はBさんと妻と弟とともに自

1 ACPとは

2 ACPの現状

3 看取り・看取られの現状

4 「人生の最期」に携わる専門家の人々

5 自分自身の人生のシミュレーション

6 人生の後始末（死後の後始末）

付録 人生を自分らしく生き生きと生きるための手引き

宅で生活を送っている。

〔Bさんの語り〕

　親が死んだって別に問題ないわけですよ。**いろいろな人の力を借りたりすれば**。そうしたいなって（息子も）**自分では思っているんですよね**。一生、人の力を借りなくちゃいけないんですけど、自分が納得できることだったら。僕（Bさん自身）はいつ死んだっていい。僕が伝えることは全部伝えたし、**自分（息子）がどう連携できるかって**、困ったときにね。市役所に行ったり、社会福祉協議会に行ったり、お医者さんと話しをしたり、友達だったり、困ったことをちゃんと話せるようにと。お金があったってね、そんなもんなくなりますから。**自分がいかに楽しく過ごせるかを考えていけば一番いいんじゃないかな。**

3）精神障害をもつ人の母親

〔プロフィール〕

　Cさん、70代女性、夫と長女の3人暮らし、長男は家庭を築き別居、娘が統合失調症

〔娘の発症から現在までの経過〕

　大学卒業時のゼミ旅行の際、自分の泊まっている部屋に変な人が現れるという発言があり、途中で帰宅した。また、大学卒業後に就職したが、長続きせず仕事にいけなくなることが続いた。娘の様子に病気を疑った両親が本人を連れて受診した。その後、入退院を繰り返していたが、現在は就労支援施設に通いながら親の支えのもと自宅で生活をしている。

〔Cさんの語り〕

　自分（母親）が年老いていきますもの。自分が出て歩けるうちに、やるべきことはやっておかないと。今、車に乗れますけど、いつか（自由に動けなくなる日が来ることが）見えてますからね。それまでに**本人にも力つけておかないと、と思いますね**。ただ、**本人主体にしておく方がいいかなって思うんです。**なかなか難しいですけど。うちの子、先生（病院の主治医）にお話しするといっても、時間がかかるんです。自分の辛いこと、いろいろ話をするまでに。新しい先生に変わって1年ちょっと経つんです。病院で先生が変わるともうたちまち話さなくなりますから。一番の心配はこれから、親がいない時に本人がやっ

ていけるかということ。やっぱり、家に本人を見届けてくれる人が誰かいない
とね。（就労施設の）所長さんには、お母さん、長生きしてあげてくださいって
言われるんです。**この子のために健康で長生きしないとね。**

4）精神障害をもつ人のきょうだい

〔プロフィール〕

　Dさん、50代男性、妻と娘3人家族、3歳年下の弟が統合失調症

〔弟の発症から現在までの経過〕

　弟は大学入学とともに1人暮らしをしていたが、40代になったころ、父親に
がんが見つかり、1人暮らしだった弟が実家に戻った。弟は実家に戻って以来
職に就いていなかったが、親の介護のためだと思っていたDさんは疑問に思う
ことはなかった。

　ある日、父親が亡くなり、母親の介護が必要になった。その時に今後のこと
についてDさんと弟で話をすることが増えた。その際に、弟の異常な言動に気
がついた。また、弟はひきこもりのような生活を送っており、食事を取らず身
体的に体調を崩したことをきっかけとして医療に繋がった。以後、7か月の入
院を経て、現在、弟はDさんの支えのもと在宅で1人暮らしをしている。

〔Dさんの語り〕

　わたしが管理することは不可能であると、嫁さんの協力も得られませんし、
物理的にも精神的にも。**弟ですし。やっぱり施設に頼るしかない。**この病気は
どうやら本人は自覚があるようでないんです。こちらもまずは何もわからない
から。相手がどういう正体なのかわからないから、必死。判断が大変だから。
情報をとりあえず集めて、どんなものでもそうですけど。あとは、**自身で判断
しており合いをつけてもらうだけです。**娘だったら、親だったらもっと違うか
もしれない。責任もあるし、なんでもかんでも自分のところで。でも、たまた
ま同じ男同士の年の違う弟です。こういう障害をもつ人の身内の判断というの
は常にこれが正しいかな、どうかなと**迷いながら前に行くと思います。**その辺、
お偉い方、専門の方に任せていくしかない。

1 ACPとは

2 ACPの現状

3 看取り・看取られの現状

4 「人生の最期」に携わる専門家の人々

5 自分自身の人生のシミュレーション

6 人生の後始末（死後の後始末）

付録 人生を自分らしく生き生きと生きるための手引き

5）精神障害をもつ人の夫

〔プロフィール〕

　Eさん、50代男性、妻と2人暮らし、40代の妻が統合失調症

〔妻の発症から現在までの経過〕

　Eさん40代、妻30代で結婚。結婚を機に、実家で暮らしていた妻はEさんとアパートで生活するようになった。結婚から数か月後、妻は、明るかった性格も暗くなり、話をすることも次第に減っていった。また、Eさんが仕事に出かけている間、外出せず寝たきりの状態となった。様子の変化に気が付いた義親に受診を進められ、Eさんが付き添い病院を受診した。以後、10年ほど経過しているが、妻は入退院を繰り返している。

〔Eさんの語り〕

　心配です。僕はいつまでも若くないのでね。（Eさんのほうが妻よりも）年上で平均寿命もありますからね。まあ、思うに最後まで見てあげられない。うん、**心配だね。老後が、心配だね。**（妻の）病気のこと、今まではそんなに考えてなかったけど。まあ、しょうがなく、やっぱしょうがなくね。今は、（妻と）**話をすることでこれから何年、何十年とたぶん病気と付き合っていかないといけないと思うので、話を。**やっぱり、なかなか向き合って話することないですからね、やっぱりね。**自分を見つめるというか、病気と向き合あっていかないと**いけないので。だから、積極的に話をしようと思って、本当にね。**他の人はどういうふうにしているのかなと知りたい気持ち**もあります。そういうことも（**専門職に）相談しながら**これからのことを話していきたい。

（3）精神障害をもつ人のACPを促すために

　精神障害をもつ人とその家族は、「もしもの時」についての備えの必要性は十分実感しているが、具体的な話し合いについては、いまだなされていない現状がある。これは、「死」について話すことをタブーとする日本の文化的背景に加え、家族が精神障害をもっている本人の対応に日々追われる生活、本人の症状から話し合いを十分にもてない状況が要因であることが考えられる。

　語りを紹介した本人、家族はそれぞれ意思決定についての考えは異なってい

た。どのように人生の最終段階を過ごし、「もしもの時」を迎えたいかは、個人がそれぞれの考えをもつのが当然である。一方で、それぞれの語りには以下のとおり共通している内容が3点あった。

①親であっても、きょうだいであっても、配偶者であっても、精神障害をもつ人を一生自分が支えていくことの限界を感じていること

②精神障害をもつ人の人生について本人の意思を尊重したいという思いがあること

③必要な支援を専門職に求めたいとの願いがあること

ここでのポイント！！

　精神障害をもつ人のACPを促すためには、本人の症状が安定した時期に、本人、家族、保健医療福祉の専門家を交えて「もしもの時」のための意思を確認し、決定していくことが重要となる。また、その意思決定については、継続的に話し合いをしていくこともまた重要だと考えられる。

　その際には、精神障害のために本人の判断が難しい場合、家族がどのように決断することが真の本人の望みであるのか常に悩み苦しみながら選択をしていることを理解したうえで、専門職が中立な立場から意思決定を支えることが重要となる。

引用文献

1) 江口重幸：精神障害の診断と分類，：精神看護の基礎，医学書院，pp164-234，2017.
2) 繁田悦宏ら：精神機能の把握，秋山剛ら：精神神経疾患ビジュアルブック，学研メディカル秀潤社，pp12-30，2015.
3) 全国精神保健福祉会連合会：精神障がい者の自立した地域生活の推進と家族が安心して生活できるための効果的な家族支援等のあり方に関する全国調査．全国精神保健福祉会連合会．2018.

第3章

看取り・看取られの現状

第3章 看取り・看取られの現状

① 救急・集中治療の場での看取りの実際

(1)「終末期医療」から「人生の最終段階における医療」への移行

　近年、「終末期医療」から最期まで尊厳を尊重した「人生の最終段階における医療」に移行し、ACP の組織化が求められている。2065 年に日本の総人口は 8808 万人と推計され、高齢化率は 38.4 ％に達し[1]、年間の死亡数は増加傾向を示すことが予想される。

　2018 年度における疾患別死亡数の割合は、悪性新生物（がん）、心疾患の順に高く[2]、これらは、高齢者の主たる死因である。また、高齢者の救急搬送割合は 5 割以上を占めており[3]、救命とともに「人生の最終段階における医療」を必要とする急性重症患者が増加していることが予測される。

　このような背景から、医療費削減を目的としない、患者が望む最善の「人生の最終段階」を迎えるためには、在宅医療と救急医療との連携が不可欠である。また、患者と家族の QOL（quality of life）/ QOD（quality of death/ dying）を高めるためには、医療システムの中に患者の意思決定支援を組み込むような仕組みづくりが必要である。ここでは、救急・集中治療領域における看取りについて述べる。

(2) 救急・集中治療領域における看取りに関する ガイドラインと ACP の必要性

　わが国においては、2006 年の富山県射水市における末期がん患者 7 名の人工呼吸器取り外し事件を契機に、日本集中治療医学会により「集中治療における重症患者の末期医療のあり方についての勧告」[4] が報告された。そして、2007 年には

1 ＡＣＰとは

2 ＡＣＰの現状

3 看取り・看取られの現状

4 「人生の最期」に携わる専門家の人々

5 自分自身の人生のシミュレーション

6 人生の後始末（死後の後始末）

付録 人生を自分らしく生き生きと生きるための手引き

厚生労働省より「終末期医療の決定プロセスに関するガイドライン」5) が発表された。これにより、患者の推定意思を尊重し、患者が望まない延命治療を避け、医療の質向上と医療費の削減を目指すようになった。

　また、多専門職種からなる医療・ケアチームにより、医学的妥当性と適切性を基に慎重に判断することが明記され、2014 年に日本救急医療学会、日本集中治療医学会、および日本循環器学会の 3 学会合同において、「救急・集中治療における終末期医療に関するガイドライン〜 3 学会からの提言〜」6) が発表された。

　この中で、救急・集中治療における終末期とは、「集中治療室等で治療されている急性重症患者に対し、適切な治療を尽くしても救命の見込みがないと判断される時期である」と定義され、救急・集中治療の中で死が不可避となった患者に対する生命維持装置や高度な医療機器による延命措置差し控えの判断の道筋が示された。

　さらに、2017 年には日本臨床救急医学会が「人生の最終段階にある傷病者の意思に沿った救急現場での心肺蘇生等のあり方に関する提言」7) を発表し、心肺蘇生を希望しない傷病者へ自律尊重の原則に基づいた対応を表明した。これを受けて、2018 年に厚生労働省より「人生の最終段階における医療の決定プロセスに関するガイドライン」8) が発表され、人生の最終段階における医療体制整備事業とともに ACP の概念が盛り込まれ、医療・介護の現場における ACP の普及と啓発が進められている。

　ACP が導入される以前には、終末期における事前指示（advance directive：AD）の普及活動がなされてきた。具体的には、蘇生のための処置などを試みないこと（DNAR）や停止するか否かに関して、多職種連携チームによる意思決定支援が行われ、AD が作成されてきた。

　ACP に関する先行研究では、ACP によって AD の作成率が高くなる 9) ことやランダム化比較試験において、終末期患者の希望が ACP により反映される頻度が高まり、遺族のうつや不安を生じる割合が低下するとともに、満足度も高まる 10) ことが報告され、ACP の有用性と必要性が示唆されている。

（3）終末期患者・家族の特徴と看取りケア

　救急・集中治療領域における終末期患者は、重篤な術後合併症や感染症、外傷などによる急激な病状の変化により、救命が困難な場合もあり、短期間のうちに死に至ることもある。患者は人工呼吸器などの医療処置に伴う薬物の影響や器質的損傷などの理由で意識レベルが低下し、意思決定できない状況におかれ、家族は混乱した心理状態で代理意思決定を求められることも少なくない。これらは、家族に悲嘆反応や心的外傷後ストレス[11]を生じることもあり、家族を含めたケアが不可欠である。

　2011年には、日本集中治療医学会より「集中治療領域における終末期患者家族へのこころのケア指針」[12]が発表され、中核的要素である①家族の権利擁護、②家族の苦痛緩和、③家族との信頼関係の維持、④家族が患者の状況が理解できる情報提供、⑤家族のケア提供場面への参加を基に、家族に直接ケアを実践する「直接的アプローチ」と家族へのケアに関連した管理・調整を主とした「管理的アプローチ」による支援が提唱された。

　また2019年には、日本クリティカルケア看護学会・日本救急看護学会終末期ケア委員会より、「救急・集中ケアにおける終末期看護プラクティスガイド」[13]

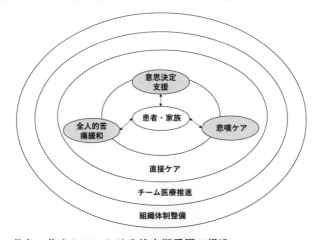

図3-1　救急・集中ケアにおける終末期看護の構造
（日本クリティカルケア看護学会　終末期ケア委員会：救急・集中ケアにおける終末期看護プラクティスガイド. p 3, 2019 を一部改変引用）

が発表され、終末期看護におけるケアの概念（**図3-1、表3-1**）として、「チーム医療推進」「組織体制整備」「全人的苦痛緩和」「意思決定支援」「悲嘆ケア」の5つが報告されている。

表 3-1　救急・集中ケアにおける終末期看護の概念

	概　念	定　義
1	全人的苦痛緩和	患者・家族の QOL を維持するために症状緩和、情報提供、環境調整を実践する。
2	意思決定支援	患者・家族の意思を治療やケアに反映させるために、現状理解の促進、関係者間との調整などを実践する。
3	悲嘆ケア	患者・家族の急性の悲嘆過程を支えるために感情表出の促進やニーズの充足などを実践する。
4	チーム医療推進	多職種と連携し、最善の医療を提供するために、看護師間および医療チーム内の調整やコンフリクトを解消する。
5	組織体制整備	看護管理者が直接ケアと医療チームを推進するために、医療・看護チームを支援し、人材と環境を整える。

　このように患者・家族の状況に応じた終末期看護が提唱され、近年、「看取りの質」の評価が行われている。「看取りの質」とは、遺族や医療スタッフによる終末期を迎えた患者とその家族へのケアや患者の死の迎え方に関する質のことである[14]。すなわち、「看取りの質」は、QOD を示すと考えられる。

　集中治療（Intensive Care Unit：ICU）における看取りの質評価については、米国で開発された ICU 版 Quality of Dying and Death（ICU-QODD）[15] が用いられ、症状コントロールや患者の尊厳、家族との関わりなどを評価することができる。わが国でも使用できるように ICU-QODD 看護師評価用日本語版が作成されている[16]。ICU-QODD による看取りの質の評価指標は、患者および家族と医療者とのずれを明らかにし、終末期の意思決定支援と看取りケアの質の向上に寄与することが期待されている。

　しかし、わが国の救急・集中治療領域における死別後の遺族に対する調査やQOD に関する先行研究は極めて少ない。これは、家族の心理的負担などが予測され、死生観に対するわが国の文化的背景などが影響していることが考えられる。これらのことから、終末期患者・家族の特徴を踏まえて、看取りケアの質評価を

1 ACPとは

2 ACPの現状

3 看取り・看取られの現状

4 「人生の最期」に携わる専門家の人々

5 自分自身の人生のシミュレーション

6 人生の後始末（死後の後始末）

付録 人生を自分らしく生き生きと生きるための手引き

集積し、分析していくことが患者と家族の終末期ケアの満足度を高めることにつながると考えられる。

(4)「人生の最終段階における医療」に関する法的側面と倫理

わが国における「人生の最終段階における医療」は、**表 3-2** に示す法 [17), 18)] に則して提供され、患者の意思を表明する環境の整備と住民向けの ACP の普及・啓発が推進されている。一方で、ACP は、倫理的視点から自律尊重、適切な意思決定プロセスの実践、アドボケート（権利庇護者、代弁者）により、患者・家族と医療者間の意見の不一致を改善することが期待できる。

表 3-2 「人生の最終段階における医療」に関する法的側面

法　律	内　容
社会保障制度改革推進法 （平成 24 年 8 月 22 日法律第 64 号）[17)] 第六条三	医療の在り方については、個人の尊厳が重んぜられ、患者の意思がより尊重されるよう必要な見直しを行い、特に人生の最終段階を穏やかに過ごすことができる環境を整備すること。
持続可能な社会保障制度の確立を図るための改革の推進に関する法律 （平成 25 年 12 月 13 日法律第 112 号）[18)] 第四条 5	政府は、前項の医療提供体制及び地域包括ケアシステムの構築に当たっては、個人の尊厳が重んぜられ、患者の意思がより尊重され、人生の最終段階を穏やかに過ごすことができる環境の整備を行うよう努めるものとする。

しかし、Coronavirus Disease 2019（COVID-19）パンディミックによる感染者の「人生の最終段階」では、医療崩壊による人工呼吸器などの医療資源や人的資源の不足から、二次救命処置を逼迫させることや DNAR 対応の問題など、医療に重要な倫理的問題を提起し、ACP が必要であることが報告されている [19)]。生命維持装置のトリアージは、人道的視点から倫理的問題を伴うため、法律や倫理、哲学に基づいた慎重な議論が必要であり、ACP により合意形成していくことが重要であると考える。

また、COVID-19 は指定感染症であり、感染のリスクのために、今まさに「人

生の最終段階」を迎えようとしている患者とその家族が看取り、看取られの場を奪われる状況が生じている。これは、医療者の倫理的ジレンマを生じさせ、死別後の遺族に与える精神面への影響も懸念される。

われわれは、未知の新興感染症に対しても「人生の最終段階における医療」を想定し、平時より ACP を検討しておく必要がある。また、医療者側には医療崩壊を想定した危機管理とともに、法と倫理的判断に基づく医療体制の整備が求められる。

(5) 体験から考える ACP の課題

救急・集中治療領域における看取りケアの課題には、ACP を親族間で周知していないことや親族が存在しない場合に医療者側に情報が不足し、患者の意思とは異なる「人生の最終段階における医療」が提供されかねないことが挙げられる。

筆者の母親は、がんや絞扼性イレウス、難病を抱えて 30 年間にわたり闘病し、複数回にわたる救急搬送と ICU における治療を繰り返していた。このため、延命措置は実施しないことをあらかじめ書面に記して ACP を行っていた。しかし、想定外の大動脈乖離からショック状態となり、蘇生の意思決定ができないまま、かかりつけ医ではない医療機関に救急搬送され、付き添っていた配偶者の代理的意思決定により、治療を受けて一命を取り留めた。

このように、過去に行われた ACP は、救命に一刻を争う事態で活用することは困難であり、事前の ACP とは異なる医療が提供されることもある。母親は 1 週間後に意識を回復し、「簡単に死ねない」「生き残ってしまった」「1 週間の記憶がない」とネガティブな感情を抱いていた。しかし、身体状態が回復するとともに、「助かって良かった」という、肯定的な気持ちに移行していった。これは、母親が救命後に合併症もなく、住み慣れた地域での生活を取り戻し、QOL を維持することができたからである。

「人生の最終段階における医療」に対する患者と家族の選択は、人生観や価値観、家族の歴史により形成されるが、「医学的判断」や「救命の見込み」の結果に大きく影響を受ける。つまり、「患者の意思」「家族の意向」は、「過去」「現在」「未来」の時間軸の移行期間に変化し、状況に応じて気持ちが揺れ動くため、医療

者側と患者側がコミュニケーションを十分にとり、関係性を構築することが重要であると考えられる。ACP の普及には、医療機関や教育機関における教育プログラムの開発や研究促進によるエビデンスの構築が課題であると考える。

引用文献

1） 内 閣 府：https://www8.cao.go.jp/kourei/whitepaper/w2018/html/zenbun/s1_1_1.html（2020.5.8 閲覧）

2） 厚生労働省：人口動態統計．https://www.mhlw.go.jp/toukei/saikin/hw/jinkou/suikei19/index.html（2020.5.8 閲覧）

3） 消防庁：令和元年度版救急・救助の現況．https://www.fdma.go.jp/publication/rescue/items/kkkg_r01_01_kyukyu.pdf（2020.5.8 閲覧）

4） 日本集中治療医学会：集中治療における重症患者の末期医療のあり方についての勧告．2006.https://www.jsicm.org/publication/kankoku_terminal.html（2020.5.8 閲覧）

5） 厚生労働省：終末期医療の決定プロセスに関するガイドライン．https://www.mhlw.go.jp/shingi/2007/05/dl/s0521-11a.pdf（2020.5.8 閲覧）

6） 一般社団法人日本集中治療医学会ら：救急・集中治療における終末期医療に関する問題を解決するための提言．2014.https://www.jsicm.org/pdf/1guidelines1410.pdf（2020.5.8 閲覧）

7） 日本臨床救急医学会：http://plaza.umin.ac.jp/~GHDNet/sennyu/c221-JSEM.pdf（2020.5.8 閲覧）

8） 厚生労働省：人生の最終段階における医療・ケアの決定プロセスに関するガイドライン．https://www.mhlw.go.jp/file/04-Houdouhappyou-10802000-Iseikyoku-Shidouka/0000197701.pdf（2020.5.8 閲覧）

9） Engelhardt JB, et al: Effects of a program for coordinated care of advanced illness on patients, surrogates, and healthcare costs: a randomized trial. Am J Manag Care, 12 (2), 93-100, 2006.

10） Detering KM, et al: The impact of advance care planning on end of life care in elderly patients: randomised controlled trial. BMJ, 340: c1345, 2010. PMID: 20332506.

11） Gries CJ, et al: Predictors of symptoms of posttraumatic stress and depression in family members after patient death in the ICU. Chest 137: 280-287, 2010.

12） 集中治療学会：集中治療領域における終末期患者家族へのこころのケア指針．https://www.jsicm.org/pdf/110606syumathu.pdf（2020.5.8 閲覧）

13） 一般社団法人日本クリティカルケア看護学会終末期ケア委員会ら：救急・集中ケアにおける終末期看護プラクティスガイド．http://jaen.umin.ac.jp/pdf/EOL_guide1.pdf（2020.5.8 閲覧）

14） 木下里美：集中治療室（ICU）での看取りの質：家族による評価に関する海外文献レビュー．関東学院大学看護学会誌．4(1), 17-22, 2017.

15） Green MJ, et al: The era of "e": the use of new technologies in advance care planning. Nurs Outlook, 60 (6), 376–383, 2012.

16）木下里美ら：Intensive Care Unit 版 Quality of Dying and Death（ICU-QODD）看護師評価用日本語版の作成に関する研究．Palliat Care Res, 13(1): 121-128, 2018.

17）厚生労働省：社会保障制度改革推進法（平成 24 年 8 月 22 日法律第 64 号）
https://www.mhlw.go.jp/file/05-Shingikai-12601000-Seisakutoukatsukan-Sanjikan-shitsu_Shakaihoshoutantou/0000022661.pdf （2020.5.8 閲覧）

18）厚生労働省：持続可能な社会保障制度の確立を図るための改革の推進に関する法律（平成 25 年 12 月 13 日法律第 112 号）https://www.mhlw.go.jp/seisakunitsuite/bunya/hokabu-nya/shakaihoshou/dl/251226_01.pdf (2020.5.8 閲覧)

19）Curtis JR, et al: The importance of addressing advance care planning and decisions about do-not-resuscitate orders during novel coronavirus 2019 (COVID-19). JAMA. 2020 Mar 27. doi: 10.1001/jama.2020.4894.

1 ACPとは

2 ACPの現状

3 看取り・看取られの現状

4 「人生の最期」に携わる専門家の人々

5 自分自身の人生のシミュレーション

6 人生の後始末（死後の後始末）

付録 人生を自分らしく生き生きと生きるための手引き

② 病院における看取りの実際

（1）病院勤務の医師の声

1）ACP の実際

■患者を支援したいと考えていることを直接伝える

　ACP を円滑に行うためには、「最善を期待し、最悪に備える（hope for the best, prepare for the worst)コミュニケーションを心がける。がん患者・家族と、今後の治療・ケアや療養の場の調整を行う時には、『もし悪くなったらどうするか』だけが話の焦点となりがちで、患者にとって聞きたくない、考えたくない話題ばかりになることがある。病気の早期から一貫して、患者の最善を期待し、患者が現在大切にしていることや、希望が最大限達成できるような支援やコミュニケーションを行う一方で、最悪の事態を想定し、『もしもの時にどうするか』について、患者の考えや価値観具体的な選択肢を話し合うことが重要である」と言われている。

　筆者が患者と ACP について話し合う際は、時につらい現実を患者に突きつけることもある。そのため、患者に対し、「今のよい状態でずっといられることを願っているけれど、もしかすると病気が進行することがあるかもしれない。そうなった時の○○さんのことを心配しています」と率直に伝えるようにしている。

　その上で、もしもの時のことを相談し、最善を期待しながら最悪に備えていくことが大事だと考え、患者や家族の気持ちを尊重しながら話し合うようにしている。

■代理意思決定者と共にACP

　患者に意思決定能力が保たれていれば、治療に関する意思決定を患者とだけ行っても問題ないようにみえるが、終末期においては、代理意思決定者と行わざるを得なくなることが多い。しかし、代理意思決定者の多くは患者とあらかじめ病気とその治療について話し合っていないことが多い。これは患者も家族もお互いの負担になることから避けたいと考えるあまり先伸ばしにしてしまう傾向があると考えられる。そのため、事前に代理意思決定者を患者に選出してもらい、その人と共に、ACPのプロセスを進めていくことが望ましい。

　日本においては、AD[*1]（アドバンス・ディレクティブ）の介入がうまくいかない1つの理由として、ADが患者のみで作成されていることが多く、その背景にある価値観が代理意思決定者と共有されないことが挙げられている。

　筆者は、日頃から、代理意思決定者に対し、可能範囲で外来受診に患者と共に通院してもらうこと、そして、もしもの時には患者に代わり、患者の推定意思（○○だったらこうするだろう）を代弁してもらうようにと依頼している。

　このように進めていくことで、代理意思決定者は自分への大きな役割を自覚することとなる。その時点から、外来受診以外の日常生活の場でインフォーマルなACP（患者と代理意思決定者の価値観の共有）が継続的に行われることになる。

■患者が「大切にしていること」と「してほしいこと」

　実際に患者の病状が進行した場合、「どのような治療を望むか」、「（最期は）どこでどのように過ごしたいか」について話し合う時には、患者の「大切にしていること」「してほしいこと」に加えて、「してほしくないこと」について話し合うことが大切だとされている。

　筆者は、その理由と背景にある価値観を、患者―代理意思決定者―医療者間で共有することが重要だと考える。具体的な希望や選択の背景にある「価値」を共有すると、複雑な臨床現場で起こる意思決定において貴重な道しるべとなることもある。

＊1　AD：患者や健康な人が、将来自らが判断能力を失った時に、自分に行われる医療行為に対する意向を、前もって意思表示することをいう。

1 ＡＣＰとは

2 ＡＣＰの現状

3 看取り・看取られの現状

4 「人生の最期」に携わる専門家の人々

5 自分自身の人生のシミュレーション

6 人生の後始末（死後の後始末）

付録 人生を自分らしく生き生きと生きるための手引き

■一人で抱え込まない

　筆者の立場は医師であるが、自分だけでACPのすべてを抱え込まないようにしている。看護師、メディカルソーシャルワーカー、薬剤師、栄養士をはじめとする医療チームの人々である多職種や緩和ケアチームの人々に相談し、各々の強みを発揮し、患者をサポートできるようにしている。

2）ACP の問題点

　現在の日本の医療において、ACP の実践は重要だと捉えられており、しばしばその機会もある。しかし、患者自身の望んだ療養の実現はとても重要であるにもかかわらず、現在の日本では普及していない。それには複数の問題があると考える。

■患者側の要因

　ACP の概念は、元来欧米の理念である。欧米の患者と比較し、日本の患者が希望するコミュニケーション手段は異なる。日本では予測される予後に関して聞きたいと考える患者が半数にとどまり、明確に聞きたくないという患者は約30％に及ぶことが報告されている文献もある。

　患者が死の準備を重要と考えていない、または意思決定を他人に任せる傾向もあり、ACP が日本の患者に定着しにくいと考えられる。そのため、第一段階として、患者の状態悪化時の仮定の話や ACP を行う上で、医療者側が提供する情報に対して、患者がどこまで開示を希望しているのかを明らかにし、本人の価値観を把握することが必要である。

　さらに、患者が病気の進行具合や根治不能であると認識することも ACP 実践のために重要である。しかし、根治不能であることを認識していない進行がん患者は日本においては少なくなく、また早すぎる ACP も遅すぎる ACP も患者は望んでいない。

　前立腺がんや乳がんなど治療期間、生存期間の長いがんもあり、その部位によっても ACP の適切な開始時期は変わってくるのかもしれない。まずは患者の ACP に対する準備状況と柔軟な精神的準備ができる状況かを把握することが、ACP を実践する際の大前提である。

　また、根治不能であることや予後を正しく認識している患者ほど、予後や QOL

（生活の質）が悪い傾向があるため、予後を正しく理解をすることが必須ではないのかもしれない。

　さらに、ACP を進める上で最も注意しなければならないことは、患者の心理的防衛として働く「否認」である。心理的防衛は精神的安定を保つための無意識的な人間の機能であり、心理規制である。しかし、「否認」には客観的に判断できる基準がなく、その存在を推測することしかできず、対応が難しい。

　我々が否認を推測するべき状況としては、「効果が少ないにもかかわらず、抗がん治療を望むこと」、「精神科医や緩和ケアチームなどが介入することを拒否すること」、「認知機能が正常にもかかわらず、繰り返し説明しても病状の理解が得られないこと」などとされている。これらの状況である「否認」のある患者に対しては、正しい ACP の実践が難しいと考える。

■医療従事者側の要因

　患者が ACP を望む医療従事者は、患者自身のことを最もよく知る医師であろう。しかし、主治医自身が ACP や終末期の医療・ケアについて話し合いを始めることを躊躇する。また、主治医にとっては、患者に対し、抗がん剤治療の中止に関する話をすることは強い負担がかかる。患者のことを考えるがゆえに終末期の話を切りだせない（優しい？）医師もおり、話さない医師が悪いと一律には言えない。

　ここで欠かせないのは、多職種同士での連携と悪い知らせの伝え方のコミュニケーションスキルである。医師は常に多職種との連携を取りながら診療に携わり、またコミュニケーションスキルを日々磨かなければならない。

■話し合えるための要因

　話し合うということは、患者と医療従事者の共同作業であることが，より事態を困難にしているのではないだろうか。終末期の話し合いにおいて支障になっているのは、「医師側の話しにくさ」だけではなく、「患者やその家族と話し合った時に良い点と悪い点を理解してもらうことが困難なこと」もあり、実践が困難な可能性がある。

　また早期からではなく、治療の終盤にようやく終末期医療や緩和ケアについての話し合いを行うことは、信頼関係が築けていない患者と医療従事者との間では ACP が実践されない可能性がある。そのため、普段の診療において、患者と医師

1 ACPとは

2 ACPの現状

3 看取り・看取られの現状

4 「人生の最期」に携わる専門家の人々

5 自分自身の人生のシミュレーション

6 人生の後始末（死後の後始末）

付録 人生を自分らしく生き生きと生きるための手引き

の関係性を築くことは ACP の準備因子として重要である。

　また、患者の予後について話し合うことは主治医と患者との信頼関係をより強固にする可能性もある。しかし、たとえ ACP が実践されたとしても、患者の経過は各々であり、受け止められ方は様々であることは十分認識しておかなければならない。

■社会情勢や医療情勢などの要因

　我々が ACP を実践するなかで、現在の社会情勢および医療情勢を認識することは非常に重要である。現在の日本は超高齢化多死社会である。療養場所の確保が困難であることに加え、本人の意思を尊重するための方法として、厚生労働省の「人生の最終段階における医療・ケアの決定プロセスに関するガイドライン」も現場に急速に普及していくと考える。

　そのため、いわゆる人生会議といった、将来がんや不治の病を抱えることになる人の心の準備、疾患を抱える前から終末期の療養計画について考えるようになるだろう。その反面、近年がん治療は目覚ましい進化を遂げてきている。患者や医療従事者に、「進行がんでも治癒ができる可能性」を期待させることとなり、このような背景は ACP の実践をさらに困難にする要因にもなると考える。

3) ACP を実践していくための課題

　このように ACP を取り巻く環境は、人によって様々であり複雑である。話し合いという共同作業であるがゆえに、医療従事者は、患者や家族の個性やこれまで述べた多要因に同時介入を行わなければならない。さらに、ACP は医療従事者の期待より、その効果が小さいことも注意しなければならない。

　また、ACP を行うことでかえって心理的な侵襲を与えてしまう患者がいることにも注意が必要である。つまり、ACP とは全例に実践するべきものではなく、ACP から利益を享受できる患者を選択して実施するべきものなのかもしれない。

参考文献

・木澤義之：治療・ケアのゴールを話し合う―意思決定支援とアドバンスケアプランニング，第57 日本肺癌学会学術集会シンポジウム．
　https://www.haigan.gr.jp/journal/am/2016a/16a_sy0700S7-1.html（2020.8.5 閲覧）

・日本緩和医療学会：苦痛緩和のための鎮静に関するガイドライン．
　https://www.jspm.ne.jp/guidelines/sedation/2010/chapter05/05_03_02.php（2020.8.5 閲覧）
・厚生労働省：人生の最終段階における医療の決定プロセスに関するガイドライン．
　https://www.mhlw.go.jp/stf/houdou/0000197665.html（2020.8.5 閲覧）
・がん対策情報（厚生労働省）：がん緩和ケアガイドブック．2017．
　http://www.mhlw.go.jp/stf/seisakunitsuite/bunya/kenkou_iryou/kenkou/gan/index.html
　（2020.8.5 閲覧）

（2）病院で勤務する看護師の声

　本項では、看護師の視点から病院における看取りの実際を紹介するが、病院といっても、様々な種類がある。よって、まずはその点を整理しておきたい。

　病院とは、「医師又は歯科医師が公衆又は特定多数人のため医業又は歯科医業を行う場所」と定義され、病床数 20 床以上の入院施設（病棟）を持つものをいう。その設立は、医療法上、地方公共団体、独立行政法人、日本赤十字社など公的組織以外に医療法人、学校法人、社会福祉法人などの非営利組織にしか認められていない。さらに、機能別に①特定機能病院、②地域医療支援病院、③一般病院、④精神病院、⑤結核病院の 5 つに分類されている。

　その中でも、特定機能病院とは、高度な医療の提供、高度な医療技術の開発及び高度な医療に関する研修を実施する能力等を備えた医療機関で、厚生労働大臣によって承認される。地域医療支援病院とは、地域で必要な医療を確保し、地域の医療機関の連携等を図る観点から、かかりつけ医等を支援する医療機関で、都道府県知事によって承認される。多くの患者は、病気になった時、まずはかかりつけ医や地域に密着した医療機関である一般病院を受診することが多い。その後、高度な診療が必要な場合には専門的な分野を持つ適切な病院を紹介される、こうした流れが一般的である。

　今回、病院における看取りの実際について、特定機能病院で働く看護師 2 名から話を聴くことができたので紹介する。

1 ACPとは

2 ACPの現状

3 看取り・看取られの現状

4 「人生の最期」に携わる専門家の人々

5 自分自身の人生のシミュレーション

6 人生の後始末（死後の後始末）

付録 人生を自分らしく生き生きと生きるための手引き

A氏の場合

本人・家族に突然もとめられた自己決定

A氏 70歳代、女性。現役、看護師。入院治療中であったが、呼吸状態が急激に悪化しICU（集中治療室）に緊急入室した。A氏には、息子と娘が1人ずつおり、孫もいた。

ICUに入室した時、A氏は会話をすることができた。そして、ICUの看護師に対し「こわいわ。どうなってしまうのかしら」とつぶやいた。家族は別室で主治医から病状説明を受けることになり、看護師はその場に同席した。病状について説明後、治療方針が伝えられた。治療には、挿管し人工呼吸器の装着（口から管を入れ、人工呼吸器につなげ、呼吸をサポートする治療）が必要であることも伝えられた。さらに、人工呼吸器の装着を行わない場合、呼吸状態がさらに悪化し、呼吸ができなくなる可能性があるというものだった。

家族はうろたえ、「私たちは医療のことは何も分からない。母は今回の入院のことも、治療のことも全部自分で決めてきたし、そんなことを言われても決められません」と、息子も娘も涙を流していた。主治医は、「では、このことをご本人にご説明し、Aさんと一緒に考えましょう」そう言って、A氏のベッドサイドに場所を変えて同じ話をした。A氏は、主治医からの話を聞き、「このままだと、もっと苦しくなるんですね。そしたら、挿管をして治療をしてください」と治療を自己決定した。

突然の余命宣告から看取り

A氏は、挿管し人工呼吸器管理を行いながら、様々な治療を受けた。しかし、病状は急速に進み、主治医からこれ以上の治療は困難であること、会わせてあげたい人がいれば呼ぶように説明があった。息子と娘は「どうして、なぜ、うちの母なんですか」「どうにかしてください」「できることは全部してください」といって、泣き崩れた。家族の涙がとまることはなかった。そしてしばらくして、「誰を呼んであげたらいいのか分からない。友人はたくさんいるけど、こんな状況で呼ぶ人って」とつぶやいた。

その日から、家族は病院に泊まり、A氏のそばでずっと過ごした。看護師は家族の体を心配し、別室での仮眠をすすめたが、それを断り、ベッドサイドでA氏

に寄り添っていた。食事の時間には、医療者が意識をして声をかけなければ、A氏のそばを離れることはなかった。看護師は、顔をふいたり、手をお湯で洗ったり、乾燥しているところにクリームを塗ったり、可能な限り家族といっしょにそれらを行った。ある時、息子がA氏について語りだした。それは、A氏のすばらしい人となりについてであった。また、娘はA氏の趣味や性格など、自分にはまねできない一面について、母にむかって語りかけていた。

■ A氏の事例からの学び

　一般の人に比べ看護師は医療に関する知識をある程度持っている。では、自らが病気になった時、病状を受け入れ、治療方針をその知識をもって、取捨選択し自己決定することが容易にできるのだろうか。話をしてくれた看護師は、この事例を通して、どのような人であろうとも、自らに突然訪れる危機に対しては様々な感情がうごめくことをそばで感じたという。そして、それは家族においても同様であったと語ってくれた。さらに、特定機能病院に入院する患者は、一般病院から紹介入院に至ることが少なくない。また、高度な医療を受けることが可能な場であるからこそ、医療者への期待も大きいと感じているという。

　ACP、つまり将来の変化に備え、将来の医療及びケアについて、患者を主体に、その家族や近しい人、医療や介護ケアチームが繰り返し話し合いを行い、患者の意思決定を支援するプロセスである。この過程を通して、もし意思表示ができない状態になっても、自らが受ける医療やケアについて本人の希望を明確にすることが大切である。しかし、この過程は、病気になってから行うことの難しさがあることを痛切に感じたという。

　この事例のように、突然訪れた危機を前に、自らがおかれている状況や今後への不安からだと思われる「こわさ」を感じている状況下で、医師から病状や治療方針についての説明を受け、自己決定しなければならない。この場に接し、ACPにおいては、看護師の役割が大きいことも感じたという。危機迫る状況であっても、医師の説明が理解できているか、疑問や不安はないか、どのような希望を持っているのか、患者を中心に考えることは勿論であるが、家族への配慮の重要性も感じたという。

　また、病気になった時、入院した時は、より意識をして、1人で自己決定するのではなく、患者本人と家族が時間をかけ、どのような治療を望むのかなど、本

人の希望や価値観を理解する時間をもつ必要性を感じたという。ACPによく似た言葉で、リビングウィルという言葉がある。ACPと大きく異なる点は、リビングウィルでは、医療や介護ケアチームなどの専門知識をもつ専門家による助言の必要性がなく、本人だけでも決められるということである。

　この事例から学ぶこと、それは、本人が家族などの大切な人と、どのような治療を受けたいのか、自分が大事にしたいことは何か、どのように生きていきたいのか、また、どのような最期を迎えたいのか、自己の価値観について語り合う機会を持つことが必要であるということである。さらにこの機会は、病気になった時や入院した時には、より意識をして持つ必要があるということだ。また、このような機会は、病気がなく元気に過ごしている時であっても持っておく必要性がある。

　一度決めたことが最終決定ではなく、日常を過ごす中で様々な人の考えや価値観、自己の病気のみならず、身近な人の病気や死、家族の成長や家族構成の変化など、様々なことが影響し変化し得るものであり、変化してよいものである。

　家族に突き付けられた突然の余命宣告。その衝撃ははかり知れないものである。また、家族にとって受け入れがたく、否定することが多い。話をしてくれた看護師によると、高度な医療を受けることができる特定機能病院に入院していることが影響しているのか、一般病院で看護師をしていた頃よりも、できることは全部してほしいと望む患者や家族が多いように感じるという。また、患者の入院治療に献身的な家族が多いように感じるという。病院で最期を迎える際、医療者は多くの場合、会わせてあげたい人がいれば呼ぶように説明する。それは、生きているうちに会わせたい人、最期の別れをしてもらいたい人に連絡をとり、思い残すことがない別れをしてほしいという願いからだ。

　A氏は看護師として働いていたため、生活費を含め家族に頼らず暮らしており、自己決定すべきことはすべて自らが行っていた。交友関係も広く、活動的で趣味を楽しんでいた。そのため、家族にとってA氏は手のかかる存在ではなかった。しかし、突然の余命宣告を受け、会わせてあげたい人がいれば呼ぶように言われた時、誰を呼んでよいかがわからなかった。

　このことから日ごろより、自分の価値観や大切なもの、大切な人について会話をしておく必要があるといえる。A氏の場合は、職場に連絡を入れ、そこから親

1 ACPとは

2 ACPの現状

3 看取り・看取られの現状

4 「人生の最期」に携わる専門家の人々

5 自分自身の人生のシミュレーション

6 人生の後始末（死後の後始末）

付録 人生を自分らしく生き生きと生きるための手引き

しかった人に連絡をとることができた。昔は、親戚や交友関係を住所録で管理することが多かった。しかし、スマートフォンなどの機器に加え、SNS が急速に普及し、住所録といったものをみかけることが少なくなった。本人が元気なうちに大切な人など交友関係について聞いておくこと、知っておくことは重要である。

　最後にこの事例からもう１つ学ぶこと、それは、人はいつか死を迎えるということである。しかし、多くの人にとって、死は日常からかけ離れたものだ。突然の余命宣告からの看取りの場面であったが、本人家族にとって、できる限り最期の時間を思い残すことがないように過ごせる支援をしていくこと、この役割は看護師にしかできないことだと、話をしてくれた看護師は教えてくれた。A 氏の家族にみられた悲嘆、それを、医療の世界では、『グリーフ』という。さらに、死が近いことを予見できる場合、生前からの家族への関わりはグリーフケアとして大切である。

　人は身近な人の死によって様々な影響を受ける。死別によって失うものがある一方で、死別の経験を通して人は学び、成長すると言われており、看取りに対する満足感や達成感はこれからの自信につながるという[1]。死を受け入れろということではなく、最期の時を悔いることがないように、一刻一刻を大切にすることが重要である。

B 氏の場合

患者本人がすべてを決断し生き抜いてきた

　B 氏 60 歳代、女性。女性生殖器系のがんにより約 8 年間の闘病生活を送った事例である。B 氏はがんの告知後、手術を受け、体調と合わせながらインターバル期間（治療を休む期間）はあるものの、8 年近く抗がん剤治療を続けた。家族も全員でそれをしっかりとサポートしてきた。多くの人々が B 氏に対して、聡明で強い女性という印象を持っていた。医療者に対し妥協を許さない人で、医療者からの説明をしっかりと要求し、またそれを理解できる人であった。そして、しっかりと受け止め、自身で全ての決定を行っていた。

　B 氏は、抗がん剤による治療を受けるため、2〜3 か月に 1 度のペースで入院していた。いつもお洒落で明るい声とにこやかな表情で、1 人で病院に現れた。治

1 ACPとは

2 ACPの現状

3 看取り・看取られの現状

4 「人生の最期」に携わる専門家の人々

5 自分自身の人生のシミュレーション

6 人生の後始末（死後の後始末）

付録 人生を自分らしく生き生きと生きるための手引き

療中は、徐々に点滴による抗がん剤治療のための針が入りにくくなった血管に何度も穿刺される苦痛や、抗がん剤の副作用で辛そうな表情が見られた。身体的な苦痛はもちろん精神的な苦痛もあり、イライラして強い口調となることもある。しかし、また治療を終え、退院時には、入院時と同じく、お洒落で明るい声とにこやかな表情で、1人で退院していった。

定期的に入退院を繰り返していたB氏が急に病棟に現れなくなった。遂に抗がん剤による治療が困難になったのだ。そんなある日、いつもと全く違う表情で憔悴したB氏は、家族に連れられ、車いすで病棟に現れた。

これが最後の入院となるかも知れない

B氏は憔悴し、痛みにより辛そうな表情をしていた。家族も交代で常に付き添っていた。これまでの入院とは明らかに様子が違った。鎮痛剤を使用してもその表情は変わらなかった。そして、家族も医師も他の看護師も誰もいない瞬間、B氏は言った。「これまで、この身体を切りきざみ、点滴を刺しまくり、散々痛めつけてきた。もう終わり……この身体がかわいそう！！労ってあげたい。この痛みを楽にしてほしい。それだけが今の私の希望」と泣きながら訴えた。

そこから、現在ほど確立されていたものではなかったが、緩和ケアチームに依頼し、B氏の疼痛緩和が行われた。痛みはそれ以前よりは緩和し、一時的には話もできるようになり、苦痛様表情も軽減した。そして、そこから数日が経ち、B氏は家族に付き添われ、数時間の一時帰宅をした。

帰宅後のある日、B氏と二人きりになる場面があった。B氏は、「私は、これが最後の入院になると思っている。全て家のことを整理してきたし、子供たちに伝えることも全て伝えてきたの。葬儀やその後のことも段取りしてきたの。葬儀は私の故郷でしたいの。親戚もいっぱいいるしね。故郷までここから連れていってもらうの。それをしてくれる葬儀屋さんも見つけて、お願いしてきたの……。私が最後に身に着けるものもここに入れてあるの。その時はお願いね」と凛としたいつものB氏の表情でしっかりとした口調で話した。

最期の時までも生き抜いた

B氏が一時帰宅から戻って数日経つと、息苦しさや痛みが増強した。苦痛様の表情が絶え間なく見られるようになった。B氏の家族が、「どうにかなりませんか？母は全く眠れていないです」、「もうこれまで十分過ぎるほど頑張ってきたの

で、眠らせてあげて下さい。お願いします」と医師に伝え、鎮静剤が追加された。そして、B氏はほとんど眠っている状態となった。穏やかな表情だった。

　鎮静剤が開始されて3日ほど経った日、B氏は家族に見守られ、静かに永眠した。その後B氏は、自身で用意した衣服に着替え、自身の準備した葬儀屋さんの車で、家族と共に故郷に帰った。B氏があらかじめ準備したことは、不思議なことに全てスムーズに進めることができた。

　B氏が旅立って一週間が経った。2人の子供たちが病棟に現れた。「その節は本当にお世話になりありがとうございました。母の葬儀等は全て滞りなく終わることができました。天候も悪かったのですが、不思議なくらい道路の通行止めもギリギリで解除され、スムーズに帰ることができました。その後のことも全て段取り良く進みました。母はやはりすごい人です」と不思議なくらい子供たちも心残りのない凛とした表情をしていた。

■B氏事例からの学び

　B氏やそのご家族と出会い、B氏やご家族と共に闘病し、そして、B氏の最期の希望を叶えるという立場を看護師として経験した。B氏との出会いは、一生忘れることができない、また、自分自身の生き方に今も大きく影響している。看護師として人として貴重な経験であった。B氏の会話の中での語りをまとめた。

- ・人はやるべきこと、頑張れることを日々全力でやりきることで、自分自身の人生に大きな悔いは残らない。
- ・後に遺る者としっかり話をしておくこと、自身の思いをきちんと伝えることが大切である。
- ・遺された者が困ることのないように後始末はしっかりとして逝くこと。

　全ての人々が、B氏のように気丈に過ごすことはできないかもしれない。しかし、B氏は病気になる前から、人生を懸命に生き、家族とも懸命に関わりをもってきたことは明確である。満足する看取り・看取られとは、病気になったから、最期の時になったから……というものではなく、日々の生き方や関わり方が大きく影響するのではないかと考える。生ききった、見送りきったという思いは、B氏亡き後も遺された家族が前向きに生きることにも繋がるではないだろうか。

1 ACPとは

2 ACPの現状

3 看取り・看取られの現状

4 「人生の最期」に携わる専門家の人々

5 自分自身の人生のシミュレーション

6 人生の後始末（死後の後始末）

付録 人生を自分らしく生き生きと生きるための手引き

引用文献

1）日本終末期ケア協会：https://jtca2020.or.jp/news/cat3/griefcare/（2020.8.15 閲覧）

（3）患者・家族の声

　私は祖母を 92 歳で見送った。戦争未亡人となり、女手一つで父を育て上げた祖母である。大胆かつ抜け目のなさで世を渡り、化粧品のセールスレディとして才覚を発揮し、兄弟・友人も多く人生を謳歌しているように見えた。そんな祖母だが、80 歳代中頃に肝臓がんが見つかった。

　祖母は病院や薬が大嫌いで、とにかく受診したり服薬したりすることをしなかった人であった。祖母は亡くなる 1 か月前まで自宅で療養生活を送っていたが、亡くなったのは病院であった。亡くなる直前に入院を希望したからである。

　私は疑問に感じた。祖母はなぜ自宅で死ななかった、死ねなかったのだろうか、と。こう書くと、本人不在のインフォームド・コンセントの不十分さだったり、終末期医療のお粗末さだったりを追求するのかと思われるかもしれないが違う。祖母が亡くなった場所は病院であったが、祖母は自分の思うとおりに生きて死んでいったと感じたからだ。

　そこで、祖母がどのような経緯を経て病院で亡くなることになったのか、がんが発見されるまでの暮らしぶりをお話ししていく。

1）祖母の生き方

　祖母は 1913（大正 2）年、10 人兄弟の長女として生まれた。夫である祖父を日中戦争で亡くし、23 歳からは女手一つで父を育ててきた。残された自宅で、遺族年金と化粧品のセールスをして生計を立てていた。当時はブドウやナシといった果樹園や田畑があったので、農業も行っていた。それなりの収入はあり、すぐ近所に祖母の実家があったので、1 人ぼっちということはなく家族に助けられながら暮らしていた。当時、同居の家族は祖母とその息子である父、母の 3 人暮らしだった。私たち孫はそれぞれ独立して実家を出ていた。

　祖母は頭が良く、戦後の不動産の没収にも抵抗し、土地を守り抜いた人だった。

私の記憶では、高額な着物やバッグ、旅行や習い事など毎日が華やかで忙しいという印象がある。女だてらにという言葉が当てはまる感じの人だった。

そんな祖母はなぜか病院や薬が大嫌いで、自己流の治療法で乗り越えてきていた。若いころ激しい腹痛で生死をさまよったことがあったそうだ。今思えば「虫垂炎」だったのではないかと思う。激痛と高熱で２週間苦しんだようだが、それでも医者にはかからず、お湯に浸した手拭いでお腹を温めてやり過ごしたそうだ。その時、父の姉に当たる子を流産している。

その後も何かあるたび、お湯に浸した手拭いを患部に当てる温熱療法でしのいでいたが、不思議と症状は治まっていた。それ以外でも、身体によいと思えば自宅庭のドクダミを煎じて飲んだり、シュロの葉を煎じて飲んだり、効果の怪しい食品を毎日のように摂っていた。祖母は病気らしい病気をしなかった。祖母は自己治癒力が高かったのかもしれない。

祖母には仲の良い妹がいた。一番下の妹と特に仲が良くいつも一緒に旅行や買い物に行っていた。妹は嫁ぎ、家族を持っていた。息子である父より年下の妹を特に大事に思っていたようだ。父より若い妹は祖母には死んだ子の代わりとして映っていたのかもしれない。その妹にはいろいろなことを相談し、また援助もしていた。大事なことはその妹だけに話していた。そのことが後に、ちょっとした諍いの原因を作ることになった。

2) 肝臓がん発見

夏のある日、祖母が野菜を持ってきてくれた。ひどく日焼けして顔や手が赤黒くなっていた。何か違和感があった。よく見ると眼球の白目も黄色く見えた。「あ、黄疸？」と感じた。祖母に最近の体調を聞いてみても「変わりない」と言う。心配させたくはなかったが、一度受診するように勧めた。祖母の返事は「病院に行くと余計悪くなる」だった。母も心配して受診を勧めたようだが、母の言うことを聞くことはなく、祖母も何となく変だと思いながらもいつもの日々を送っていた。

その１年後、祖母は腰痛のために病院を受診したようだった。「したようだ」というのは、父も母も受診したことは知らず、ずいぶん経ってから祖母の妹から受診したことを教えてもらったからだ。心配をかけたくなかったというより、自分

の弱いところを見せたくなかったのだと思う。父は臆病な面があり、母は他人だ。本当に信頼していたのは妹だけだったのだと思う。

　受診の結果、肝臓がんがかなり進んでいることがわかった。入院を勧められたようだが、その時は拒否したようだった。しかし、吐き気と倦怠感がひどくなり、いよいよ入院することになった。祖母は兄弟の半分をがんで亡くしている。死に様も知っている。肺がんで亡くなった弟は、その呼吸困難のために大学病院の窓から飛び降りようとしたほどだ。がん＝辛くて苦しいもの、と考えていたのかもしれない。その入院の際でさえ、祖母は自分が肝臓がんであることは、父母には伝えていなかった。祖母は病状説明の同席者に妹を選んでいた。実際に入院中の細々とした世話は母がしていたにもかかわらず、詳しいことは知らされずにいることに私はイラ立ちを感じた。

　医師は病状説明を誰にすればよいか患者に確認する。患者の希望に沿って同席者に説明するわけであるが、患者と同席者を含む家族関係には立ち入れない。父と母が祖母に信頼されていなかったと言えばそれまでだが、同居の家族とキーパーソンが異なった時、治療や介護に影響が出てくることを実感した。

　1か月ほどの入院の後、祖母は退院した。この退院時の説明にも同席したのは妹であり、父母は蚊帳の外だった。さすがに妹もこれではまずいと感じ、父母に祖母の状態や今後の治療について話をしたようだ。祖母は抗がん剤治療を受けることになった。しかし、抗がん剤治療はすぐに中止となり、鎮痛剤のようなものだけで様子を見ることになった。祖母は「薬を飲むと身体が辛いから飲まない。薬は身体に悪い」と話していたようだ。

　その後はいつもの生活に戻った。しかし、だんだん弱りというか、老化も相まってか少しずつ活動量が減っていき、畑仕事にも出ない日が増えていった。祖母は90歳を超えている。年相応と言えば相応だ。皮膚の色は黄土色に変わり、着ている肌着も黄色く変色し始めていた。眼球の黄染はさらに強くなっており、明らかに肝臓がんが進行していることがわかった。しかし、祖母からは病気や治療に関する話は何もなかった。

3) 自宅での療養生活

　自宅で過ごすことが多くなった祖母だが、家の中では自由に動き回っていた。

1 ACPとは

2 ACPの現状

3 看取り・看取られの現状

4 「人生の最期」に携わる専門家の人々

5 自分自身の人生のシミュレーション

6 人生の後始末（死後の後始末）

付録 人生を自分らしく生き生きと生きるための手引き

自分の食事を作ったり、自分で作った煎じ茶をいれたりしていた。会話もこれまでどおりできた。一見それほど症状は悪くないように感じたが、起き上がっていることが辛いのか、昼間から床に就くようになっていた。母も腰痛や膝痛があり日中の介護が難しくなってきていた。そこで、訪問看護を受けようという話になった。しかし、祖母は反対した。「自宅に他人を入れたくない」「自分の身の回りの物を他人に触られたくない」ということが一番の理由だった。また、「お母さん（母）がいるのに」とも「介護にお金を払いたくない」とも言っていた。

　祖母は介護を他人に任せることは考えられないと言っているようだった。自宅に父母が同居しているにもかかわらず自分の面倒を見ないのは恥ずかしいことだと考えたようだ。祖母は、介護は嫁がするものと考えているようでもあった。皮肉にもここでは妹は登場してこなかった。祖母の妹は気を使ったのか、それとも経験がなく介護できなかったのか、そもそも自分にも家族との生活があるので介護する時間はないのだと思った。

　結局、訪問看護は受けず母が１人で介護することになった。父も介護しようと思えばできたのだが、そこでもまた祖母の反対があった。「男が介護するものじゃない」「お母さん（母）がいるのだから、手出しするな」と、祖母は父から介護を受けることを拒んだ。その当時父は仕事をしておらず、自宅にずっといたので介護できる立場にあったのだがしなかった。父も臆病な性格から、自分の介護中に何かあっても対応できないと怖がり、介護は母１人が担っていた。

　祖母の部屋は二間続きの和室で、奥には祖父の仏壇がある。祖母は片付けが下手で、広い二間はいつも物であふれていた。当初は片付けを拒んでいた祖母だが、トイレまで自力で行けなくなり、伝い歩きでトイレまで行き始めた頃にようやく片づけを承知してくれた。物であふれた部屋の中を歩いていくのは大変だ。隅に寄せても、寄せきれない。よろよろと転倒したことも何度もあった。様子を見に来てくれる親せきにも片付けられていない部屋を見せたくなかったのだろう。

　片付けられた部屋では四つん這いになっての移動ができるようになり、行動範囲が広がった。訪問看護の相談をした時に、介護用品の電動ベッドのレンタルの話があった。起き上がりも電動であり、立ち上がりも楽だということで勧められたのだが、祖母は断った。

　「畳が傷つく。部屋が狭くなる」と言っていたが、母によればベッドで寝たこと

1 ACPとは

2 ACPの現状

3 看取り・看取られの現状

4 「人生の最期」に携わる専門家の人々

5 自分自身の人生のシミュレーション

6 人生の後始末（死後の後始末）

付録 人生を自分らしく生き生きと生きるための手引き

がなかったので眠れるか心配だったこと、極端な機械音痴なので電動ベッドを使うことに不安があったこと、レンタル料を払うことに抵抗があることなどが理由のようだった。結果として、祖母の行動範囲が広がることになり正解だったと思った。布団を主に使っていた人にとって、介護が必要になってからのベッドの使用は不安なことが多いように感じた。ベッド使用は本人のためというよりも、介護者のためのものなのかもしれないと思った。

　自宅での療養生活は1年ほど続いた。ある日、母から連絡があり祖母の入院を知り驚いた。あれほど入院は嫌がっていたのに不思議だった。母に聞くと、入院の理由は言わなかったが祖母は自分から「入院する」と言ったそうだ。

　母は、動くのもやっとやっとで、呼吸も辛くなってきたからではないかと思ったそうだ。祖母にとっての病院は、痛みや辛さをどうにかしてくれる場所だと考えているのだと思った。そうだとしたらこの時、もし痛みや辛さが解決できれば祖母は入院を選んだだろうかとも思った。

4) 病院で死ぬ

　入院した病院は中規模病院で、親切で丁寧な治療をしてくれると評判の病院だった。看護師はやさしく、若い人が多かった。お見舞いに行くと、ナースステーションのすぐ近くの病室だった。病状が変化してもすぐに対応してもらえる病室だと安心した。

　病室に行きベッドに寝ている祖母の姿を見て驚いた。浮腫んでポチャポチャになっているように見えた。痩せて骨川筋衛門だったはずが、薄皮に包まれた小籠包だ。腕や足に触ると指の跡が付いた。左腕に点滴され、排尿バッグが付いていた。いつ排尿交換がされたかはわからないが100mL以下の尿量だ。呼吸が苦しいのか、話しかけても開眼せずうなずくだけだった。酸素吸入がされていたが、口元の器具が食い込み、頬に深い跡を付けていた。一気に症状が悪化した印象だった。

　心配になり点滴を交換しに来た看護師に「ものすごく浮腫んでいるように見えるがどうなっているのか」と尋ねた。看護師は水分を口から摂取できないので点滴で補っていること、利尿剤を使用しているが尿量が増えないことを説明した。治療のことはわかったが、祖母の言う通り「入院したら悪くなる状態」だと思っ

た。

　こんなに浮腫んだ状態では、身の回りのことはおろか動くこともできないと感じた。祖母の状態では治療はできず、緩和ケアしかない。食べられなくなり、飲めなくなり、干からびながら眠るように死んでいくのが良いと思っていた。今の状態は祖母の望むものとは異なると感じた。しかし、祖母と最期をどう過ごしたいかは話し合っていない。同居家族は病気の告知を受けていない。祖母とは意思疎通が難しくなっていた。この治療を誰が決めたのか不思議であった。

　帰宅してから母に祖母のことを聞いた。病状説明を受けたのは父と母であった。点滴はもしもの時の血管確保のためで、治療はせず苦痛軽減のために酸素吸入と鎮痛剤を使っていくということであった。祖母の妹はいない。最期の時になって、丸投げされた感じがして納得できない思いがした。

　数日後、尿はほとんど排泄されなくなっていたが、点滴の量がごく少量になっていた。点滴の量が少なくなると祖母の身体から水分が抜けていき、元の姿に戻っていった。その姿を見てホッとした。

　入院中、祖母の体調がひどく悪くなる時があった。それは決まって入浴の後であった。全介助での入浴だ。そのころの祖母の体力から言うと、機械浴でさえ体力を奪ってしまっていたのだ。体を清潔に保つことは大切だが、お湯に浸からない方法もあるかと思ったが、その病院の方針では清拭より入浴を行っていた。

　祖母は、お風呂は嫌だと言っていた。それは「三助がいるからだ」と。三助？わからず祖母に聞くと、お風呂の時に身体を洗う男の人のことだと言う。祖母の入浴時には男性が介助しているのだそうだ。身体が辛いからというより、男性に裸を見られ身体を洗われることが嫌だというのだ。

　祖母は女子だった。いくつになっても恥ずかしいものは恥ずかしいのだ。病院の方針として入浴を推奨することは悪くはない。しかし、祖母に選択肢があれば良いのに思った。専門家によるパターナリズムを感じた出来事だった。

　入院してから１か月半後、祖母は亡くなった。３月末の夜に亡くなった。駆けつけるとすでに息を引き取っており、祖母は静かに横たわっていた。お別れを言った後、エンゼルケアに参加した。祖母の身体には点滴、酸素吸入のほかに、心電図モニター、排尿バック、採血の後のカット綿が付いていた。血管確保は必要なかったと思った。もっと早く祖母の点滴を中止していても何も問題なく、

もっと自由に着替えや清拭ができたのにと悔やまれた。最期の時に祖母の妹の姿はなかった。父母は呼ばなかったのだ。気持ちがわかる気がした。

　自分の病気に関することはその本人が自己決定していくことが原則である。しかし、その自己決定に関する情報を誰にどこまで開示していくのか、難しい問題だと感じた。情報開示の範囲はその本人の自己決定による。今回の祖母のように同居の家族に自分の病気について開示しなかった場合、家族は知っていたらできたであろうことができない。

　例えば、別の専門の病院や医師を探すこと、別の治療法を提示すること、余命の情報が共有されたなら、それまでに祖母が願うことへの協力など、いろいろなことができたと思う。また、病気の進行が進んでくれば、それに伴うごまかしや嘘を祖母は言わなくても良くなる。まるで、家族の意思を尊重し、医療関係者が本人に病名告知しない場合に似ていると感じた。本人の希望で、家族に対し病名告知しないバージョンだ。

　今回の一番の問題はACPが十分になされていなかったことだ。祖母の思いが、キーパーソン以外の家族にも伝えられ、話し合いがなされて決定していれば、祖母が願う自宅での最期を迎えられたのかもしれないと思った。ACPは本人だけでなく、本人を取り巻く人々の生き方にも影響すると感じた。

1 ACPとは

2 ACPの現状

3 看取り・看取られの現状

4 「人生の最期」に携わる専門家の人々

5 自分自身の人生のシミュレーション

6 人生の後始末（死後の後始末）

付録 人生を自分らしく生き生きと生きるための手引き

③ ホームホスピス®における看取りの実際

（1）ホームホスピス®について

　日本にホームホスピス®という場所があることをご存知だろうか。筆者が、ホームホスピス®に出会ったのは、2014 年の夏のことである。うだるような暑さの中、兵庫県尼崎市にあるホームホスピス®を訪問した。そこは、住宅街の一角にあった。まるで親戚の家に遊びに来たような感覚にさせる佇まい、玄関の戸をゆっくりと引き、「こんにちは〜」と声をかけた。

　そこは落ち着いた雰囲気で、色とりどりの靴が並んでおり、ここで暮らす人々の様子が垣間見えた気がした。さらに、玄関の扉の向こう側にあった世界は、病院や施設とは全く異なる、人が生活していることを感じさせる温かな空気が流れている場所だった。部屋の奥から現れた女性は、私たちに向かって「暑かったでしょ。あがって涼んでください」と言って部屋に通すや否や、「カラン…カラン…」と冷えたお茶をだしてくださった。その時、この場所が病院や施設ではないことを体が感じ、リラックスしている自分がそこにいた。

　ホームホスピス®は、2004 年、宮崎県の「かあさんの家」から始まった。創設者の市原美穂氏は、かあさんの家は、誰もが望むように生を全うするために、地域に自然と生まれた "ともにゆるやかに暮らしていける家" だと説明してくれた（2015 年訪問）。ひとつの民家に 5 人程度の他人が同じ屋根の下に暮らし、本当の家族ではないが、まるで本当の家族のように、ひとつの家族を形成しながら看護師や介護士などの支援を受け、その人らしく過ごすことのできる場であり、ここでの暮らしは、それぞれのペースに合わせ、一人ひとりを尊重したものである。

　現在、ホームホスピス®は全国に広がり、2020 年 6 月現在、全国 43 法人、57 軒ある[1]。一般社団法人全国ホームホスピス®協会によると、ホームホスピス®は「病いや障碍があっても最期まで個人の尊厳をもって暮らせる『家』である。ホームホスピス®は、がんに限らずあらゆる病いや障碍をもって生きていく上で困難に直面している人とその家族がケアの対象とされ、一人暮らしで家族のいない人、家族と疎遠になっている人も対象とし、『とも暮らし』という関係性を築いていく場所」である。

1 ACPとは

2 ACPの現状

3 看取り・看取られの現状

4 「人生の最期」に携わる専門家の人々

5 自分自身の人生のシミュレーション

6 人生の後始末（死後の後始末）

付録 人生を自分らしく生き生きと生きるための手引き

さらに、同協会では、ホームホスピス®の基本理念を、5つ示している¹⁾。

≪基本理念≫

（1）本人の意思を尊重し、本人にとっての最善を中心に考えます。

（2）「民家」に少人数でともに暮らし、通常の「家」という環境で暮らしを継続することを大切にします。

（3）病や障碍などの困難な条件下にあっても最期まで生ききることを支え、家族が悔いのない看取りができるように支えます。

（4）一人ひとりが持つ力に働きかけ、医療介護など多職種の専門職やボランティアが一体となって生活を支えます。

（5）死を単に1個の生命の終わりと受け止めずに、今を「生きる」人につなぎ、そこに至るまでの過程をともに歩む、新たな「看取りの文化」を地域に広げます。

これらの理念からも、ホームホスピス®という場所では、そこで生活する本人の思いを大切にしながら、一人の人が最期まで生きることを支えていることがわかる。そして、最期のときを過ごすことを支援するだけではなく、最期のときに寄り添う人々にも意味をもつ場所である。住み慣れた地域で、その人らしく最期まで暮らす。つまり、エイジング・イン・プレイス（地域居住）の新しいかたちがホームホスピス®によって実現している。

(2) 人生の最期をどこで迎えるのか、どこで生ききるのか

人生の最終段階における医療に関する意識調査報告書（2018年）によると、末期がんで、食事や呼吸が不自由であるが、痛みはなく、意識や判断力は健康な時と同様の場合、医療・療養を受けたい場所として、最も多く希望される場所は、「自宅」である。さらに、最期を迎えたいと希望する場所についても、「自宅」の割合が最も高く、一般国民では69.2％、医師では69.4％、看護師では68.0％、介護職員では69.3％であると記されている。そして、「自宅」を選択する理由としては、「住み慣れた場所で最期を迎えたいから」「最期まで自分らしく好きなよう

に過ごしたいから」「家族等との時間を多くしたいから」という回答が多い[2]。

　その一方で、認知症が進行し、身の回りの手助けが必要で、かなり衰弱が進んできた場合では、医療・療養を受けたい場所の割合で最も高い場所は「介護施設」である。次いで多い場所は、一般国民では「医療機関」であるのに対し、医師や看護師、介護職員では「自宅」と異なる[2]。そして、医療・療養を受けたい場所に「自宅」を希望した人々は、最期を迎えたいと希望する場所についても、「自宅」を希望するものが6割を超える[2]。こうしたデータから分かるように、日本では、一概に多くの人が自宅での最期を望んでいるとは言えない。

　厚生労働省の人口動態統計調査（2017年）では、病院で亡くなった人が7割を超え、自宅で亡くなった人は13.2％にとどまっている。その要因として、少子超高齢社会の中で核家族化や独居高齢者の増加などにより地域全体の介護力が低下していること、様々な社会環境の変化により介護者への介護負担感が大きくなり、在宅介護者を確保し難い現状があることなどがある。さらに、近年、介護苦を理由とした自殺も増加しており、在宅療養が容易ではないことを意味している。

　先にも紹介した、人生の最終段階における医療に関する意識調査（2018年）によると、どこで最期を迎えたいかを考える際に重要だと思うことを問う質問の回答で最も多かったものは、「家族等の負担にならないこと」であった[2]。自宅で最期を迎えるためには、家族への負担が生じるといった考えは、医療従事者のみならず、一般国民においても至極当然なこととして理解されている。

　他方、ニュージーランドでは、老人ホームやナーシングホームにおいても在宅ホスピスの考え方が存在しており、むしろ、住み慣れた場所で緩和ケアを受けるのは当然で、デイケア・ホスピス、緩和ケア専門医や看護師、ボランティアなどのサポート体制が整備されている[3]。そのため、ニュージーランドにおいては、施設ホスピスは在宅ケアの補完として位置づけられており、患者ができるかぎり在宅で満足に時間を過ごせるように様々なサポートやケアを行うことが目的とされている[4]。人生の最期をどこで迎えるのか。どこで生ききるのか。それは、自宅か施設のデュアリズムではないのかもしれない。

(3) ホームホスピス®において大切にされていること

　筆者は2014年以降、全国にあるホームホスピス®を訪問する機会、さらに2015年には、全国のホームホスピス®の代表者を対象に質問紙調査[5]を実施する機会を得た。ここでは、その結果とあわせて、実際にホームホスピス®を訪れた際に住人やスタッフから教わったことを記し、ホームホスピス®において大切にされていることを伝えたい。

　調査ではまず、住人との関わりで大切にしていることをきいた。その結果、大きく分け、5つのポイントが明らかになった（以下、「斜字」は実際の記述内容＝プロトコルを、【　】内は記述内容を同じような内容で分類し命名したもの＝サブカテゴリー名を示す）。

　「たとえ会話ができなくても視線やまばたき等から思いをうけとめる」、「ひたすら聴き寄り添う」など、【生活者に寄り添う】こと、「本人の暮らしぶりを大切にする」「その方のこだわりを大切にする」など、【これまでの生活やこだわりを大事にする】こと、「希望されることはどうやったらできるのか考える」「"どうせ無理"、"できない"ということは言わない」など、【希望をかなえる】こと、「住人同士の関係が円滑になるように関わる」「スタッフも住人としてかかわる」「共暮らしを支える」など、【家族関係の調整】、「一人の人間として尊重する」「自分の体・心・命を自分のものとして考えてもらう」「自分に責任を持つことをサポートする」など、【一人の人として生きることを支援する】ことを大切にしていた。

　同調査では、住人家族との関わりで大切にしていることもきいた。その結果、4つのポイントが明らかになった。それは、「家族がいつでも来られる雰囲気を作る」「泊まりたい時に泊まれる環境を作る」など、【家の開放】、「家族と一緒にケアをする」「家族ができることはすべて行ってもらう」「介護の柱になってもらう（家族が主体）」など、【家族の力を活かす】、「住人の言葉や行動などを来られた時に伝える」「ささいなことでもこまめに連絡する」「語られた言葉を家族に伝える」など、【日々の様子や思いの伝言役】、「少しずつ病状の変化を伝え、最期のときは一緒にお世話をしていただくように説明していく」といった、【終の瞬間までを支える】というものであった。

　介護度や医療依存度が高い場合、自宅での介護には不安や困難さが伴う。ホー

1 ACPとは

2 ACPの現状

3 看取り・看取られの現状

4 「人生の最期」に携わる専門家の人々

5 自分自身の人生のシミュレーション

6 人生の後始末（死後の後始末）

付録 人生を自分らしく生き生きと生きるための手引き

ムホスピス®では、家族の力を最大限に発揮できるように住人とその家族を支援しており、病院死が増える刻下、地域において看取り文化が消退する中で、住人と家族を【終の瞬間までを支える】という役割を担っている。そして、それは、家族が最期まで寄り添える形を、そばで不安を解消しながら支援し、さらには醸成する役割でもある。

　共に暮らす住人やスタッフは本当の家族ではないが、家族の一員として新しい家族の形を形成しており、【家族関係の調整】という役割も担っている。ホームホスピス®では、そこで暮らし最期まで生ききることを実現するために、家族と共に支えることを大切にしている。本当の自宅ではないが、そこで暮らす人が自宅だと感じられる、施設とはまったく異なる新しい枠組みである。

(4) 自らの役割（存在）を意識できる場所

　筆者らは、高齢者の生活の質（QOL）には、役割を持つことがいかに重要かを示す調査を行ったことがある。それは、介護老人保健施設に入所する要介護高齢者に対し、Lawton の改訂版 PGC モラールスケールを用い他記式で回答を得る。そして、主観的幸福感に影響を与えている要因を明らかにするために、改訂版 PGC モラールスケールの発問をきっかけに半構造化面接を行い、主観的幸福感に影響を与えていると考えられる事柄をエピソードとして把握するというものだ。

　その結果によると、主観的幸福感に影響を与えている要因には、【施設内の人間関係に関すること】、【面会に関すること】、【役割がないこと】に関するものが多く、施設内に友達がいる高齢者や面会がある高齢者、役割をもつ高齢者では主観的幸福感が高い傾向にあることが明らかになった[6]。しかし、ホームホスピス®で暮らす人々の中には、介護必要度や医療依存度が高く、実質的な役割（例：食事を作る、洗濯物をたたむ）を担うことができない人もいる。

　ホームホスピス®に繁々と通っていると、そこでの役割は、実質的な行為や何かを成し得るものではないと感じることがある。ホームホスピス®における生活では、そこで生活する人々は当然のごとく、自分に関わる話し合いに参加し、自らの希望や思いを伝えることができる。ある種、小さな集団生活であるのかもしれないが、そこでは確実に自分のペースで暮らすことが許されている。

ある住人から、「ここ（ホームホスピス®）にきて、家で生活する住人になった」という語りを聞かせていただいたことがある。ホームホスピス®で暮らす人が、ホームホスピス®を施設ではなく、『家』と表現した意味、自らのことを入居者ではなく、『住人』と表現した意味、これらは、ホームホスピス®という場所が、生活する人にとって安心できる場であり、入居者でも、居候でもない、「1人の住人としての存在を意識することができる（＝役割を意識することができる）場所だ」ということではないだろうか。

　つまり、この場所は単なる集団生活の場ではない。また、他の住人の家族からは、「手にミトンをかぶせられ、ここに来ました。この人はもう何もできない、分からないと普通は思いがち。でもここでは、持っている機能を最大限生かそうと、スタッフが考えてくれて、生活している住人になりました」という声もあった。何もできない、分からないと判断するのは一方向的な見方であるが、そうした見方をするに至った過程にはその人が経験してきたこと、その人がおかれた状況などが影響している。

　ホームホスピス®では、その枠組みを外し、ありのまま受け入れること、それが第一に行われる。また、ホームホスピス®で暮らす人や家族が、生活していることや、住人であることを意識できること、それは父親であったり、母親であったり、妻であったり……住人という役割を意識せずとも、家の中で過ごすことで自然とそれぞれの役割が感じられ、存在していられるからこそ表現される言葉ではないだろうか。

(5) 居場所があるから生まれる、つながりと安心

　2018年イギリスでは孤独担当大臣がおかれ、政府が孤独対策に乗り出した。孤独は死期を早め、認知症の発症リスクも高めると言われている。しかし1人でいること、1人で暮らしていることが孤独なのではない。

　ホームホスピス®で大切な人を看取ったある家族は、施設に入所していた当初のことを次のように話してくれた。「大きい施設にいたら、何かを頼んでも誰に頼んだのか、私もわからなくなってしまうのね。スタッフもたくさんいて、入所している人も大勢いるから、あくまでも皆さんお仕事なのよね」「過ごす場所が立派

1 ACPとは

2 ACPの現状

3 看取り・看取られの現状

4 「人生の最期」に携わる専門家の人々

5 自分自身の人生のシミュレーション

6 人生の後始末（死後の後始末）

付録 人生を自分らしく生き生きと生きるための手引き

な個室であっても、部屋の外は自分たちの環境ではないの。居場所がないの。普段の生活で、施設では他との交流はなくて、ウロウロできないでしょ」と、施設で過ごしていた頃は、スタッフとの距離や居場所を感じられない状況があったという[7]。

　ここで話されている環境、それは、何ら特殊ではない。一般的な施設や病院における環境が、そうではないと否定できるものではないはずだ。また、この状況を「孤独」と表現しても間違いではないように思う。これは、ホームホスピス®で最期を過ごした人と一緒に、家族としてここでの暮らしを経験したからこそ、見えてきた一面なのかもしれない。

　一方、ホームホスピス®では、「自分の部屋以外の場所にも居場所があり、スタッフや他の住人、そして、そのご家族とのつながりがありました」、「自然と、住人やその家族間での助け合いが生まれていた」と、ホームホスピス®には安心できる居場所があったこと、スタッフや他の住人と家族としてのつながりがあり、お互いを支えあう関係が築かれていたという[7]。安心できる居場所とは、周囲とのつながりがありそこで暮らす皆が孤独を感じることのない場所なのかもしれない。

(6) ホームホスピス®における看取り

　筆者は、ホームホスピス®で家族を看取られた遺族から、病院等の施設からホームホスピス®に移り、どのように感じたかをきいたことがある[8]（以下、「斜字」は語りの内容＝プロトコルを、【　】内は語りを同じような内容で分類し命名したもの＝サブカテゴリー名を、『　』内は同じようなサブカテゴリーを分類し命名したもの＝カテゴリーを示す）。

　家族から共通して聞かれたことは、ホームホスピス®で暮らした中で、『**住人中心の生活**』、『**家族の形を維持**』、『**穏やかな看取り**』が得られたというものであった。それぞれを示す内容を以下に紹介する。

　「病院で入院しているところまできてくださって、どうしていきたいか一緒に考える場を作ってくださいました」「家族でさえも当人の気持ちなんてもう分からないって思っていたのに"はい、ここに来てください"って話し合いの時に主

人の席があったんです」という語りが示すように、【（住人が）話し合いに参加】すること、さらに、「父が母のそばにいることだけで母が安心したので2人は隣り合わせで過ごしました」「本人が口から食べることを最期まで選択しました。病院だったら本人の希望は聞き入れられませんでした」という語りが示すように、【もてる機能や役割を最大限にいかす】こと、「今日はもう少し寝ていたいな……。そんなこと、施設にいたらできません。ご飯です、お風呂です……。でもここでは個々のペースを大切にしてくれます」「仕事の後は一緒に食事をして、お酒を飲んで誰にも邪魔されず自分たちのペースで過ごしました」という語りが示すように、【自分のペースで過ごす】ことが許されており、ホームホスピス®で暮らした中で、『住人中心の生活』が得られていたことを示している。

　次に、「子供（孫）もそこ（ホームホスピス®）へ帰っていた」「1人だったら介護しながら仕事を続けることはできなかったと思います。ここで一緒に過ごしながら仕事に行って、母も安心していたと思います」という語りが示すように、【家族が共に暮らす】こと、「仕事の後はここに帰ってきてマッサージをしながら、2人で話をして、寝る準備をして、いつもの生活を続けていました」「毎日ここに座って私が作ったミックスジュースを飲んで、それが家にいる時からの日課」という語りが示すように、【いつもの生活】が過ごせていたこと、「自分（父：がん末期）がベッドの上であったとしても彼女（母：認知症）を一番理解できる。そばにいれば彼女が落ち着ける。父は自分の役割を最期まで果たしました」、「休みの日にはみんながここに集まって父親として祖父として最期まで彼は自分の役割を維持していました」という語りが示すように、【家族役割の維持】を可能にしていたことから、最期のときをホームホスピス®で暮らす中でも、『家族の形を維持』することが実現していたことを示している。

　そして、最期を迎えるまでのことについて、「1人で母の介護はできなかったと思います。自分の生活が穏やかであったこと、きっと母もここで過ごした時間の方が穏やかだったと思います」という語りが示すように、【穏やかな日常】を維持しながらも、「もともと母との関係はいいものではありませんでした。夫も協力はしてくれていたけど、1人では頑張れませんでした」「父も母も一緒に介護が必要になるなんて考えてもいなかった。もうどうにかなってしまうと思っていました。ホームホスピス®に出合えて本当に良かった」という語りが示すように、【頑

1 ACPとは

2 ACPの現状

3 看取り・看取られの現状

4 「人生の最期」に携わる専門家の人々

5 自分自身の人生のシミュレーション

6 人生の後始末（死後の後始末）

付録 人生を自分らしく生き生きと生きるための手引き

張れなかったことを頑張れる】状況が生まれ、ホームホスピス®のスタッフによる支援を得ながら、家族ができることを努力してきた様子がうかがえる。そして、「*自分では気づいていなかったけど娘にやさしくなったねって言われてハッとしました*」「*いくら認知症だって分かっていてもいつもやさしくなんてできないものよ。ここで過ごすこと、それは心の休憩時間ができるの*」という語りが示すように、**【やさしくなる】**という家族の感情に変化が見られ、家族にとってホームホスピス®における最期の時が、**『穏やかな看取り』**として受け入れられていた。

　ホームホスピス®は、本当の自宅ではないが、在宅介護者を確保し難い現状や医療依存度が高い療養者の介護など自宅での困難事例が増える現況において、家族の形や家族役割を維持しながら家族の持てる力を活かし、本人らの希望を叶え、いつもの生活、穏やかな日常を過ごしながら、最期のときを穏やかに過ごすこと、迎えることを可能にしている。

　一般的に QOD（Quality of Death/Dying）は、死のあり方や死を迎える時のあり方と説明されるが、それは、死の瞬間でも、死にゆく過程でもなく、いかに満足して死を迎えるかという生きる過程の延長線上にある質ではないだろうか。ホームホスピス®における生活は、死に向かう人のみならず、それを支える家族にとっても、みんなが望む「最期」の実現に向けて、それぞれが向き合える環境や状況を醸成している。

　最期のときを過ごす個人にとっての QOD のみならず、家族の生き方や QOL、さらには、家族の QOD（いかに満足して死を迎えるかという生きる過程の延長線上にある質）にまで影響を与えているのではないだろうか。

1 ＡＣＰとは

2 ＡＣＰの現状

3 看取り・看取られの現状

4 「人生の最期」に携わる専門家の人々

5 自分自身の人生のシミュレーション

6 人生の後始末（死後の後始末）

付録 人生を自分らしく生き生きと生きるための手引き

謝 辞

　この項は、全国各地のホームホスピス®で生活される方々やそのご家族、そしてご遺族の皆様からうかがった貴重なお話に基づきます。ホームホスピス®のスタッフの皆様には、お忙しい中、インフォーマントとして様々な調整役を担っていただきました。調査にご協力いただいたすべての方々にお礼を申し上げたいと思います。本当にありがとうございました。

　なお、ここにご紹介した調査結果は、JSPS 科研費 挑戦的萌芽研究 JP15K15903 の助成を受け実施した研究の一部です。

引用文献

1) 一般社団法人全国ホームホスピス協会：https://homehospice-jp.org/kijun.html（2020.7.18 閲覧）

2) 人生の最終段階における医療の普及・啓発の在り方にに関する検討会：人生の最終段階における医療に関する意識調査報告書，厚生労働省．2018.

3) 小谷みどり：ホスピスの現状〜 在宅ホスピスの可能性,ライフデザイン研究所，pp. 4-25, 2002.

4) 小谷みどり：在宅ホスピスの実態― シンガポールとニュージーランドの場合 ―, ライフデザイン研究所，pp. 25-37, 2002.

5) 片山知美：日本のホームホスピスにおける支援体制に関する実態調査．日本看護科学学会学術集会講演集 36 回, p.426, 2016.

6) 片山知美、森崎直子, 介護老人保健施設に入所する要介護高齢者の主観的幸福感に影響を与える要因について, 医学と生物学 157 巻 6-2 号, pp. 1057-1062, 2013.

7) 片山知美, ホームホスピスにおける看取り　施設からホームホスピスに移り家族が得たもの, 日本看護科学学会学術集会講演集 37 回, PA-01-5, 2017.

8) 片山知美, ホームホスピスという最後の居場所　住人・家族の QOD に影響を与えた要因, 日本看護科学学会学術集会講演集 39 回, PA-8-19, 2019.

④ 在宅における看取りの実際

（1）在宅医療医師の声

1）はじめに

■在宅医療推進と看取り

　厚生労働省は、疾病を抱えても、自宅などの住み慣れた生活の場で療養し、自分らしい生活を続けるためには、地域における医療・介護の関係機関が連携して、包括的かつ継続的な在宅医療・介護の提供を行うことが必要であることを明言している。

　在宅医療推進の背景として、

- ・平均寿命の延長（女性 86 歳、男性 79 歳）
- ・高齢者の増加（2025 年は 3,657 万人、2042 年は 3,878 万人と予測）
- ・高齢者の単独世帯、高齢夫婦のみの世帯の増加
- ・国民の 6 割以上が在宅死を望んでいるが、現状では在宅死は 1 割強である
- ・国民の 4 割以上が、要介護状態になっても自宅や子どもの家での生活を希望している

などを挙げている。しかし、在宅医療における医療・介護は、現在も十分確保できたと言えない状況にある。

■訪問診療と在宅医療

　在宅医療が推進され、通院困難な人の自宅を医師が訪問して、診察・治療・健康管理等を行う「訪問活動」が推奨されている。医師の訪問には、定期的に訪問する「訪問診療」と、急に体調が悪くなった時に訪問する「往診」があり、24 時間 365 日体制で、自宅で生活する人の医療に対応している。

　また、在宅医療では、病気の治療、寝たきり・肺炎・褥瘡の予防、栄養状態の管理などを目的として訪問する。医師の訪問診療、看護師が訪問してケアを行う訪問看護、理学療法士や作業療法士が訪問して行う訪問リハビリテーションがあり、多職種の連携による地域生活の継続が求められている。

　人々の生活を支えるシステムは徐々に整備されているが、日本はすでに高齢多死社会であり、人生の最期を看取るための訪問診療や在宅医療は、質の保証が十

分とは言えない状況にある。

２）在宅医療医師の声より

■患者が気になっていることを引き出す

　医師は看護師と同行して、患者の自宅を訪問する。訪問すると、看護師が血圧や脈拍を測り、全身を観察する。「僕は、その間ずっと患者さんと話している。訪問時間のすべてを患者さんと話す」と、在宅医療13年目の医師は言った。

　──初めに「最近どう？」って聞く。

　この質問は、患者さんが今気になっていることを聞くのにいいという。血圧が気になっている人は、「ちょっと血圧が」と言い、薬の副作用が気になる人は、「こないだの薬を飲んだら、下痢したわ」と教えてくれる。たまに「猫が出産してね」など、自分のこと以外を話す人もいるが、自分以外に関心を向けていられることから、体調はそんなに悪いわけではないと判断できる。

　──それから、「前回の訪問から変わったことは？」

　──さらに、「最近面白いことあった？」

　病院に勤務していた時は、患者さんと目が合うなり、「眠れましたか」、「食べられましたか」、「痛みますか」など、ピンポイントで情報を得ることに必死だった。しかし、こういう日常の会話に治療のヒントが隠されている。医者が質問して聞きたいことだけを聞く病院時代と違い、在宅診療は患者の生活そのものである。患者の顔を見ると、心が落ち着いているかどうか、呼吸や循環に異常がないかもわかるという。

▶▶▶在宅医療医師の工夫

- ✓「最近どう？」のような開かれた質問でスタートし、患者の一番気になっていることを引きだす
- ✓患者と生活の話をする
- ✓前回からの変化を聞く
- ✓身体が落ち着いているか、心が落ち着いているかを診る

1 ACPとは

2 ACPの現状

3 看取り・看取られの現状

4 「人生の最期」に携わる専門家の人々

5 自分自身の人生のシミュレーション

6 人生の後始末（死後の後始末）

付録 人生を自分らしく生き生きと生きるための手引き

■患者の選択が先、治療は後

　病院では、治療Ａから治療Ｃという段階があって、効果と副作用を説明して、最後は患者がどれだけ頑張れるかによって、治療を選んでもらっていた。しかし、在宅診療をするようになって、「治療しない」「このまま様子観察」という選択肢があることを知った。

　在宅診療では、治療の選択肢は少なく、在宅看取りではさらに選択肢は減る。患者の選択は、治療する、点滴する、薬を飲む、何もしないの４つある。その反面、生活の選択肢はたくさんある。「あれが食べたい、横向きたい、散歩に行きたい、窓際で過ごしたい」など、選択は自由である。そのため、その選択に合わせたアドバイスをする。例えば、糖尿病の数値が悪く症状が重い場合は、「食べる量を減らしますか、運動しますか、内服薬を増やしますか」では解決しない。そこに「このまま何もしません」という選択肢があり、その選択に合わせて在宅診療を増やしたり、生活をアドバイスする。

　在宅看取りを希望する人々は、治療することと生活を変えることへの抵抗が大きく、このまま逝きたいという人は少なくない。そのため、選択肢は生活を大きく変えないものを提示する。大きな努力は望まれていないし、そういうものは頑張っても続かない。結局、何もしないよりも悪いという結果が起きることがある。

　だから、その人の考えを聞いてから、選択肢を提示して、どうするか決める。人生の最期を満足に過ごすのも、副作用とともに過ごすのも患者であり、患者がどう過ごしたいかを選択できるように支援することが在宅医療医師の役割である。

> **▶▶▶具体的な工夫**
> ✓在宅医療では治療の選択肢は少なく、生活の選択肢は多い
> ✓治療は選択でき、何もしないことも選択できる
> ✓生活を大きく変えない治療を選ぶ
> ✓その人の考えを聞いてから、治療の選択肢を示す

■ナラティブ・ベイスド・メディスン（NBM：narrative based medicine）

　NBMは、患者の物語と対話に基づく医療と言われている。これまで、医療は科学的な根拠に基づいて診断・治療するエビデンス・ベイスド・メディスン

（evidence based medicine）を選択してきた。しかし、科学的根拠に基づいているにも関わらず、患者の満足度は60％と振るわず、本人だけでなく医療従事者からも、やりがいや達成感を感じにくいというジレンマが起こった。

NBMでは、患者は「なぜ病気になったか」「経緯」「症状」「病気についてどのように考えているか」といった自分の物語を語り、抱えている問題をあらゆる要素から把握していく。患者と医療従事者が対話を通じて良い関係を作ることで、患者と医療者の双方が満足のいくことを目的としている。

選択肢を複数提示しても、選択できるのは1つ。成功例の高い選択をしても、失敗例に入る可能性もある。

患者と話していると、「この患者にはこの治療法がいいかな」というのが、生活の中に浮き出てくる。「過去の治療成果から選択肢を提示しました。でも、選んだのは患者です」というのは、医師のおごった考えかもしれない。

1回の説明で決められる人の方が少ない。だから、「次回までに考えておいて」「この数値が高くなったら、こうしよう」「来週、息子さんに電話しようか」と時間に余裕を持たせる。その時々の選択は生活を変えない範囲で小出しにしながら、様子を伺う。いくら365日24時間と言っても、家にいるのは医療者ではなく患者であり、次に訪問するまでの生活が困らないようにする。

自分のことを語ることが苦手な人もいる。そんな人には「どんな風にしんどい？」ではなく、「戦時中と比べて、どっちがしんどい？」と過去と比較できるように言葉を加える。すると、「戦時中の方がしんどかったな。あの頃は……」などと語る人もいる。

そして、「戦時中ほどじゃないけど、しんどい」など、しんどい状況が語られたら、しんどいことの改善を目指す。目標は、しんどくないことではなく、「しんどいけど、まあまあやな」と言ってもらうこと。患者の物語には、もしもの時にどんな判断をするか目安になる内容が多く含まれているため、患者との対話を大事にしている。

1 ACPとは

2 ACPの現状

3 看取り・看取られの現状

4 「人生の最期」に携わる専門家の人々

5 自分自身の人生のシミュレーション

6 人生の後始末（死後の後始末）

付録 人生を自分らしく生き生きと生きるための手引き

▶▶▶具体的な工夫
　✓科学的な根拠や過去の治療成果に頼りすぎない
　✓なぜ病気になったと思っているか、経緯、症状、病気についてどう考えて
　　いるかといった物語を共有する
　✓物語や対話から、希望のヒントを得る
　✓「しんどくない」ではなく、「まあまあやな」を目指す

■真面目5％、不真面目95％のバランス

　訪問は、笑顔で行く。自分の家に、怖い顔をして、難しい話をする人が来たら
嫌だから。こちらが笑顔で行ったら、その人は笑顔を返してくれる。初対面の時
も笑顔で行くと「どこかでお会いしました？」と親近感を感じてもらえる。「人は
見た目が9割」と言われているけど、自宅にあがらせてもらう時には覚悟がいる。
訪問は、その人の家を「お邪魔します」なわけで。印象には特に気を使う。

　訪問診療でも、人生の大事なことを話す局面はある。真面目な話は、短く、わ
かりやすく、1回に1つだけとし、他の95％は他愛のない日常会話をする。

　人と関わることで、綺麗と感じたり、怖いと感じたり、感情は何かしらの影響
を受ける。だから不真面目に取られても、その人を笑顔にしたい。大事なことは
5％で十分伝わる。その他は、自宅で生活するのだから、笑って過ごしてほしい。

　いつもの会話で、いつものように笑うことができれば、訪問診療は成功だと思
う。それでも、しんどくて笑えない体調の時もある。そんな時は、僕が「倍」笑
う。

　真面目な医師が、不真面目を全開にする時、訪問診療は笑いが溢れている。

▶▶▶具体的な工夫
　✓真面目な話は、短く、わかりやすく、1つだけ
　✓不真面目な話、他愛もない話を、真面目にする
　✓生きていることはしんどいこと。患者さんが笑えば診療は成功

■情報を伝える

　在宅で生活すると、会う人が限定され、家族と医療者と介護者だけになりやす

1 ACPとは

2 ACPの現状

3 看取り・看取られの現状

4 「人生の最期」に携わる専門家の人々

5 自分自身の人生のシミュレーション

6 人生の後始末（死後の後始末）

付録 人生を自分らしく生き生きと生きるための手引き

い。そうなると人と関わることが減り、社会とのつながりが見えにくくなる。訪問する人が基本みんな元気そうだと、「自分だけがしんどい思いをしている」という気持ちになる人もいる。高齢者の精神の浮き沈みはQOLを阻害する問題になりやすい。

治療中は、「どうして自分が」「どうして夫が」という答えのない問いに、答えを求めることがある。そんな時は担当する患者の話を交えることで情報を提供する。

例えば、「この近くでは20件の家に通っていて、在宅で看取ったケースは50件を超えます。結構いらっしゃいますね」など。そういう自宅で終わりを迎えた人の話を意図的に伝えるようになった。村社会では自然と耳にした「死」に関する情報が、在宅では伝わらず、そのため、死は遠く、怖いものとなっている。

そんな話をしながら、思いを聞きながら、自分の番は遠くないという心づもりしてもらう。そういう意味では情報を伝えることは教育になっている。人間は必ず死ぬ。準備して安心して死ぬために、情報を提供して心づもりをしてもらう。

▶▶▶具体的な工夫
- ✔ 社会との繋がりを感じられるよう情報を提供する
- ✔ 訪問診療では、「死」の心づもりを支援する

参考文献
・九州医事研究会：医療制度世界ランキング
https://qmir.wordpress.com/tag （閲覧2020年11月11日）
・九州医事研究会：医療先進国ランキング
https://qmir.wordpress.com/（閲覧2020年11月11日）
・ニューズ＆ワールドレポート：世界で最も「強い」国ランキング[2020年版]
https://www.businessinsider.jp/post-206107 （閲覧2020年11月11日）
・内閣府：令和元年版高齢社会白書（全体版）家族と世帯
https://www8.cao.go.jp/kourei/whitepaper/w-2019/html/zenbun/s1_1_3.html（閲覧2020年11月11日）

（2）訪問看護ステーションで勤務する訪問看護師の声（1）

1）はじめに

■日本の医療と訪問看護

　英国の医療人材派遣会社 ID メディカル社による医療制度ランキング（2019）では、日本の医療制度は OECD 諸国の中で第 1 位であり、また、医療先進国ランキング（2020）では、第 7 位と評価されている。ニューズ＆ワールドレポート（2019）では「日本は世界で最も洗練され、技術発展の進んだ国の 1 つ」と発表されており、日本の医療が優れていることが評価されている。

　そのような医療と医療制度の発展により、「病気や障害があっても、住み慣れた家で暮らしたい」と自宅生活を希望する人が増加している。2019 年、1 人暮らしの高齢者は 627 万人を越え、また同居していても家族の仕事などで昼間独居の人が多い。そのような状況で自宅生活をすることは「家族だけで介護ができるか」「家で医療的なケアができるか」「病気を持ちながら安全に生活できるか」などの不安を持ちやすい。健康や生活に不安があっても、安全な自宅生活をするためのサービスの 1 つが訪問看護である。

■訪問看護とは

　療養する人の自宅に、看護師・准看護師の資格を有する者が訪問して看護を行うサービスである。すべての年齢・すべての疾患を対象とし、脳神経、整形外科疾患でリハビリを希望する人や、がんや心不全などで健康管理と安全な生活を希望する人に、4 万人を超える看護師が援助を提供している。

　日本は、2025 年を目途に高齢者の尊厳の保持と自立した生活支援を目標に掲げ、地域で最期まで自分らしい生活ができるように地域包括ケアシステムの構築を目指している。訪問看護師は、家族や医師、地域の関係職種と協力し、その人に合ったケアが地域の中で提供され、自宅で安全に生活するために活動している。

2）訪問看護師の声より

　看護師歴 20 年を越える看護師から、人生の終末期の在宅看取り支援について話を聞いた。その看護師は、がん末期等で人生の最終段階を自宅で生活する人々の援助を積極的に担っており、在宅看取りについて 5 つのポイントを語った。

1 ACPとは

2 ACPの現状

3 看取り・看取られの現状

4 「人生の最期」に携わる専門家の人々

5 自分自身の人生のシミュレーション

6 人生の後始末（死後の後始末）

付録 人生を自分らしく生き生きと生きるための手引き

■人生の物語り（ライフストーリー）を話してもらう

　日本人は、素直な気持ちを伝えることが苦手な人が多い。そのため、人生の最期に向かっている時にも、気持ちを言葉にできない人や言葉にしなかったことを後悔する人がいる。しかし、看取りに向かっている人やその家族に「最期に伝えておきたいことはありますか？」と尋ねても、改まって死を意識して混乱したり、良いことを言わないといけないような雰囲気となり、沈黙しやすい。そのため、訪問看護師は人生の最期を聞くのでなく、ライフストーリーを話してもらっている。

　本人の体調が悪い時は、本人の前で家族に話してもらう。ストーリーの中に本人が登場することで、両者の思いが蘇り、感情は活性化する。その結果、伝えたい言葉がお互いに自然に出てくる。人生の最期だからこそ、訪問看護師はライフストーリーを活用し、互いの気持ちを伝え合い、心残りなく逝く準備を支援する。

▶▶▶具体的な工夫

　夫婦で生活している場合は、2人で過ごした日のことを聞く。「あの時はうれしかったな」「そういえば、こんなことがあったね」「いろいろあったけど楽しかったね」という気持ちが表出され、「一緒にいてくれてありがとう」などの言葉に繋がっていく。また、2人の出会いを尋ねることもある。海外で出会った2人が、パーティで偶然再会して、運命的に結ばれたなど、意外なストーリーに出会うこともある。

　1人で生活している場合は、「子どもの時はどんな子でした？」「楽しかったことは何でした？」など、経験や生活を話す場を作る。「小さい頃はやんちゃだった」「こんなことが好きだった」「こういう風に思っていた」など会話が増え、「今、こんなことをしたい」など人生への希望が表出され、笑顔が見られる。ライフストーリーを語った翌日に夫の最期を看取った妻は、「昨日言いたいことが言い合えた。だから後悔はない」と語った。

　訪問看護師は、ライフストーリーを活用し、その人や家族の気持ちを表出することで心残りなく逝く準備を支援する。

■外の風を持ち込む

　自宅で生活していると、見るものにも話すことにも変化が少なくなり、社会との相互作用が減少する。独居では、訪問する医療者や介護者だけが話し相手とい

う人も少なくない。会話や情報など刺激は少なくなっていくが、人には適度な刺激が必要である。笑ったり、泣いたり、怒ったり感情の起伏があることにより、生きていることを実感する。

　誰もが「最期はゆっくり過ごしてほしい」「できれば人生を楽しみたい」と思うが、介護状態になってみると何をしたらいいのか、イマイチよくわからない状況となり、生活の退屈さが蔓延していく。そこに、訪問看護師は「外の風」を持ち込んでいる。

▶▶▶具体的な工夫

　訪問看護師は、「往診の時は医師と夫婦漫才コンビのつもりで行く」と言った。玄関に入る前に気分を上げ、家庭に停滞している空気をリフレッシュする。往診30分のうち、診察は5分、25分は会話と笑顔で成り立っている。

　外の風を持ち込むことは、本人や家族にとって息抜きできる時間や笑い合える時間などいつもと違う時間となる。また、病院ではできない希望の風を送り込むことも可能である。「お酒を飲みたい。でも1人で飲むのは怖い」という人に対し、「一緒に飲みましょうよ」と往診を最終時間に変更した。そして飲みながら（医療者はノンアルコールで）一緒に人生を振り返る。

　訪問看護師はその人の希望に合わせて外から風を持ち込み、社会的な刺激を与えている。

■背中を押す

　人生の主役は本人であるが、家族もまた主役である。そのため、「自分で決めた」「自分たちで選んだ」と思えるように、看護師は背中を押す役割を担っている。訪問看護師は、人々の人生に併走する黒子（くろこ）であり、表から引っ張ったりせず、希望を実現にするために背中を押している。

　訪問時に、「少しよくなったら○○したい」「元気になったら××に行きたい」という言葉をよく聞く。緊急性はないが、実現可能性も高くはない。その人にとって、「今が一番元気な状態」であることも少なくない。そんな時は、「今が一番元気な時です」「もう元気にならないかもと思って、今、しましょう」と敢えて伝え、その人が行動できるように背中を押す。

　残された時間は誰にも予測できず、身体状況の予測は困難である。しかし、時

1 ACPとは

2 ACPの現状

3 看取り・看取られの現状

4 「人生の最期」に携わる専門家の人々

5 自分自身の人生のシミュレーション

6 人生の後始末（死後の後始末）

付録 人生を自分らしく生き生きと生きるための手引き

間は無限ではなく、タイムリミットがある。そのため、今できることは先伸ばしにせず、その人の希望に向かって、背中を押す黒子の役割をしている。

> **▶▶▶具体的な工夫**
> 「元気になったら、子どもに連絡しようと思う」
> 　→「明後日、一緒に電話かけませんか」
> 「息が落ち着いたら、散歩に行きたい」
> 　→「次回、一緒に行きませんか」
> 希望は先延ばしにせず、できる時に実行する。
> 　訪問看護師は、自己決定を尊重しながら希望を実現するために背中を押している。

■意識的にお金の話をする

　生きていくためには、お金が必要である。しかし、お金を残しても、持っては逝けない。自分があとどのくらい生きるか分からないことから、自宅で過ごす人には節約家が多い。特に戦時中を駆け抜けた人たちは、病気になっても爪に火を灯すような節約をしている人が多い。

　医療や介護、生活費には様々な給付金があるが、国家の制度は分かりにくく、申請しないと支給されない。例えば、がんを患った人がもらえる障害年金は、意外と知られておらず、案内されていない制度もある。

　誰しも、他人にお金の話をしたくはない。最期だからといって贅沢に過ごす必要はないが、身体に負担がない方法で、最期を快適に過ごせるようにお金のことを話せる関係が必要である。

> **▶▶▶具体的な工夫**
> 　好きなテレビも見ず、暖房の使用を最小限にするために、布団にくるまって生活している人がいる。室内で重いコートを着て過ごす人もいる。身体の冷えは心臓に悪く、全身への負担も大きい。また動かないことで体力も筋力も落ちていく。
> 「あと少ししたら、株を売ろうと思うねん」
> 　→「売りましょう、今。」

　　→「今、お金困ってない？」
　　→「どのくらい持っている？」
　　→「どういう保険に入っている？」
　　→「お金の行き先は決まってる？」
　誰しもお金の話はしにくい。しにくい話だからこそ、訪問看護師は、関係性を作って意図的にお金の話題を提供することで、有効なお金の使い方を支援する。

■毎日がACP

　ACPとは、現在の状況だけでなく、意思決定ができなくなった時のことを考えて、本人・家族と医療者が一緒に考えることである。例えば、呼吸が苦しくなった時に、人工呼吸器をつけるか？　心臓が弱った時に延命措置をするか？　意思決定ができなくなった時は誰を代理人にするか等をあらかじめ話し合っておくことである。

　「しんどくなったらホスピスに行きたい」と言った人が、「やっぱり自宅で死にたい」と言うこともある。考えが変わることはよくあること。そのため、訪問看護記録は、経過のすべてがACPの記録である。

　意思決定を行う場合、現在の気持ちを吐き出してもらうことから始める。人は、建前を言う生き物で、タイミングや相手によって話の内容を変える。また、思いが変わったことに気が付かない場合もあれば、変わりたくないと固執する場合もある。そのため、「変わってもいい」ということを伝えて、思いを引き出すように進め、記録を経時的に取ることで、気持ちが揺れる理由や、気持ちの一貫性の有無を明確にする。特に、気持ちは、体調を崩した時や家族関係に変化があった時、主治医の説明を聞いた時などに揺れやすいため、定期的に聞くことに加えてタイミングを見計らって収集する。

▶▶▶具体的な工夫
　会話の記録は、簡潔にしたり、書き直したりせず"そのまま"本人の言葉で書く。文章を簡潔にすると、大事な表現が抜けたり、ニュアンスが変わってしまうため、読む人がその思いに触れられる方法で記録する。

1 ＡＣＰとは

2 ＡＣＰの現状

3 看取り・看取られの現状

4 「人生の最期」に携わる専門家の人々

5 自分自身の人生のシミュレーション

6 人生の後始末（死後の後始末）

付録 人生を自分らしく生き生きと生きるための手引き

> 意思を確認する時は、「変わってもいいので、今の気持ちを教えてください」と伝えること、「こうでないとあかん」という固定概念を取り払って聞く。そのような変わってもいいという安心感が、本人や家族の気持ちを引き出す。
> 訪問看護師は、気持ちを引き出し、すべての会話をACPと理解して経過を残す工夫をする。

人生の最期に携わる訪問看護師は、5つの視点で看護を工夫をしていた。このような支援を得られると、在宅で看取り、看取られるという不安は減少する。

(3) 訪問看護ステーションで勤務する訪問看護師の声（2）

　2017年の厚生労働省の調査では、様々な人生の最終段階の状況において過ごす場所に関する希望の中で、最期を迎えたい場所として「自宅」と回答した者は、高いケースのものでは71.7％であると報告されている。しかし実際には真逆であり、74.8％が医療機関で死亡しているという現状である。

　今回、在宅における終末期ケアの実際について、20年以上の経験を持つ訪問看護師から聴くことができたので、紹介する。

1）療養者の希望はあっけなく……

　80歳代男性であるＡ氏は、消化器系のがんと診断・告知を受け治療を続けてきたが、主治医からある日、余命宣告を受けたことにより終末期の患者となった。これをきっかけに、Ａ氏は自分自身の今後について考え、Ａ氏の下した決断は、「何にもせず、自然に逝きたい」ということであった。

　そして、主治医や家族とも相談し、「自宅に帰りたい」というＡ氏の希望を、「今がチャンス」ということで叶えることとなった。ここから、訪問看護師の介入が始まった。Ａ氏は、長年暮らしてきた一番落ち着く場所である自宅で過ごした。訪問看護師は、Ａ氏の自宅を訪問し、状態の観察や療養生活の援助を行いながら、Ａ氏の心理的な援助や家族の支援を行った。

　Ａ氏が自宅に戻り、一週間が経過したある日、Ａ氏の状態が急変した。妻は訪問看護師に連絡すると同時に、かかりつけの病院に運んでもらおうと、救急車

呼んだ。しかし、その間にも、A 氏の状態は悪化し、救急隊が到着する頃には、呼吸が止まっているような状態だった。そこで妻は、救急隊に状況を説明し、心臓マッサージをされている夫を茫然と見ながら、「この人は、そんなこと（心臓マッサージ）を望んでないので、やめてください」と言ったが、救急隊は、「救急隊は死亡確認を受けるまでは（救命という）使命があります。私たちの責務ですから……」といった。救急隊に処置をされている間も、妻や家族は、「こんなはずじゃなかった」と言っていた。訪問看護師もその傍らで、療養者とそのご家族に対し、申し訳なく思っていた。

2）自宅で最期を迎えるために必要なこと

　自宅で最期のときを迎えたいと言っていた A 氏のこの状況において、何が問題で、何が必要だったのだろうか。

　医師には、①診察に基づく「死亡診断書」または、②検案に基づく「死体検案書」の交付が義務づけられている（医師法第 19 条，第 20 条）。そして、死亡診断書と死体検案書の区別について、厚生労働省の「平成 29 年度版死亡診断書（死体検案書）記入マニュアル」は、医師が「自らの診療管理下にある患者が、生前に診療していた傷病に関連して死亡したと認める場合」には、「死亡診断書」を交付できる。それ以外の場合には、「死体検案書」を交付するとしている。

　さらに、診療中の患者が死亡した場合、これまで当該患者の診療を行ってきた医師は、死亡に立ち会っていない場合でも、生前の診察後 24 時間を経過した場合であっても、死亡後に改めて診察を行い「生前に診療していた傷病に関連する死亡である」と判定できる場合には、「死亡診断書」を交付することができる（医師法第 20 条本文，平成 24 年 8 月 31 日付け医政医発 0831 第 1 号通知）。

　また、診療中の患者が死亡した後、改めて診察し、生前に診療していた傷病に関連する死亡であると判定できない場合には、「死体検案書」を交付することとなる。しかし、交付すべき書類が「死亡診断書」であるか「死体検案書」であるかを問わず、死体に「異状」を認めた場合には、医師は，24 時間以内に所轄警察署に届出をする義務がある。死亡後の診察において、死体に「異状」を認めなければ、所轄警察署への届出の必要はない（医師法第 21 条）とされている。

　A 氏の場合の問題点は、本人の希望や医師の判断から在宅に帰れるタイミング

1
ACPとは

2
ACPの現状

3
看取り・
看取られの
現状

4
「人生の最期」に
携わる専門家の人々

5
自分自身の人生の
シミュレーション

6
人生の後始末
（死後の後始末）

付録
人生を自分らしく生き生
きと生きるための手引き

を図り、急遽の退院となった。そのため、病院の主治医はいたが、在宅医療におけるかかりつけ医がいなかった。在宅での看取りのための準備をしていた矢先の出来事であった。

　在宅医療の中で看取りをするためには、在宅医療におけるかかりつけ医が必要である。前述したように、在宅医療におけるかかりつけ医が療養者の死亡する24時間以内に診察をしていなくても、「異状」状態でなければ、死亡確認は可能。救急車を呼んだ場合は、救急隊の使命上、医師による死亡確認がされるまでは救命処置が行われることとなる。

▶▶▶ここでのポイントは……
　✓ケアマネージャーに療養者や介護者の希望を確実に伝える
　✓病院の主治医が訪問しない場合は、在宅医を決定しておく
　✓急変時にはどうすべきかを主治医や訪問看護師に尋ねて、メモしておく

3）在宅で看取りをする場合の実状について

　多くの人が在宅で最期を迎えたいと思っているものの、それが現実的に難しいのは、なぜだろうか。訪問看護師に尋ねてみた。

Q1：人はなぜ自宅での死を希望するのか？
A1：その理由は様々だと思うが、家に帰ってしたいことは、ゆっくりと家のお風呂入りたい、家でゆっくり過ごしたい、家族がそばにいる、孫とも会える、1人はさみしい、生活音・匂いを感じていたい、住み慣れた自分の家に帰りたい、よく寝たいという感じである。終末期になると、旅行がしたい、絵が見たい、山が見たい等は体力的に厳しい。病院という無機質な天井や同じ景色がいやだという人が多い。しかし、家族に負担をかけたくないと病院を希望する人もいる。家族間の普段の人間関係が影響することが多い。

Q2：在宅で最期を迎えたいと言ってもそれが中々現実的にならないのはどうしてか？

A2：介護力の問題が大きいのではないのだろうか。介護者が1名の場合、療養者の重症度にもよるが1か月間の介護は中々厳しい。在宅で最期を迎えたいと言っていても、そのような場合は、介護負担に加え、苦しそう、どうなるのかという不安等の精神的な負担も大きく、支え切れるのは1週間程度が限界となることが多い。病院入院中は、面会時のみの関わりとなるので、苦しむ姿をすべて見ていたわけではなかった。

　また、1対1の介護は厳しい。すべて1人で行うということは、家事、家族役割、介護が一人の人間の肩にのしかかる状態となり大変負担が大きい。さらに、療養者や介護者と訪問看護師やその他の在宅医療チームとの関係性の構築にも時間を要する。その結果、電話相談をしていいのかさえ判断がつかないようである。遠慮なく電話をしてもらうと良い。

Q3：退院後介護者が混乱せず、スムーズに在宅療養が導入されるにはどうしたら良いと思うか？

A3：病院から退院する前に、食事介助、おむつ交換、医療処置等を練習できる機会があればいいと思う。そこが不十分な気がしている。急遽退院が決まると、病院の看護師と家族とのタイミングが合わないこともあり、準備不足が一番の問題だと思う。そこで家族が疲れると、療養者は病院に再入院や緩和ケア病棟に入院することも多い。

Q4：病院の看護師と訪問看護師の連携はスムーズであるか？

A4：病院の看護師は他の業務が多く、在宅医療チームとの連携が十分とも言えず、介護者に対しても食事介助、おむつ交換、医療処置等を教える余裕もないことが多い。病院にはあっても在宅にない物もある。そのあたりもイメージして指導できると良いと思う。すぐに困ることがないよう、退院前カンファレンスを行う。ここでは、薬の準備（別々になっている薬を朝・昼・夕に服用するものを一袋にセットする）等、退院までにすべきことについて優先順位をつけて準備することができる。在宅では全人的に療養者を捉える必要があるが、現在の病院

の看護師は分業化されていることが多いので、気付かないことが多いと思うので、退院前カンファレンスを希望することをお勧めする。

Q5：在宅医療では、具体的にはどんなサポートがあるか？

A5：訪問看護は24時間体制が多いので、緊急時にはコールし相談することができる。相談内容により、夜間の訪問も可能である。急変時も対応可能である。在宅医については、ケースバイケースである。介護ヘルパーは、事業所にもよるが、午前7時〜午後11時くらいまでは訪問が可能である。また、介護者が介護に疲れた場合は、レスパイト入院[*1]の制度も使える。

Q6：介護者はどんな準備をすると良いか？

A6：家族内に介護サポーターがいた方がいい。1人で抱え込まず、家族に協力を得ることが必要である。使用できる福祉サービスは使用し、介護負担を減らすことが大切なので、評判等を情報収集して信頼できるケアマネージャーを見つけて、療養者や介護者の希望を明確に伝えると、人や必要な物品、サービスを手配してもらうことができる。また、ケアマネージャーや介護サービスの担当者と上手くいかない場合は変更も可能である。

Q7：スムーズに在宅療養をしていくポイントは？

A7：自分からどうして欲しいというということをはっきりと伝えると良い。入院中にあらかじめ、担当の訪問看護師と会い、相談することも可能である。遠慮せず、自分から発言していくと良い。どんな業界にもあることだが、訪問看護師やケアマネージャーにもアタリハズレがある。賢い消費者になると良い。コミュニケーションはしっかりととっていくことが大切である。もし解決しない場合は、他の人に聞くことも勧める。矛先を変えて自分でトライし、うるさく思われてもトライして聞いていくと、すぐに解決しなくても情報はもらえるため、自分の周りの介護の質を下げることはない。

＊1　レスパイト入院：地域で在宅介護・医療を受けている療養者やご家族のレスパイト（休息、息抜き）を目的とした短期入院である。介護者の事情等により一時的に自宅での療養継続が困難となった場合に利用できる。

1 ACPとは

2 ACPの現状

3 看取り・看取られの現状

4 「人生の最期」に携わる専門家の人々

5 自分自身の人生のシミュレーション

6 人生の後始末（死後の後始末）

付録 人生を自分らしく生き生きと生きるための手引き

▶▶▶ここでのポイントは・・・

  ✓自分が思う生き方、良い死にたどり着くには、自分の希望を書き残す
  ✓賢く主張すること、ダメもとでも自分の希望をしっかりと伝えていく
  ✓福祉サービスも含めて、使えるものは全て遠慮なく使うと良い
  ✓ケアマネージャーにこんな医師やこんな看護師が良いと具体的に伝える
  ✓在宅医療チームの人々とはしっかりとコミュニケーションをとる
  ✓在宅医療チームの人々と努力しても合わないと思えば、変更も可能

参考文献

・厚生労働省：人生の最終段階における医療に関する意識調査.
　https://www.mhlw.go.jp/file/05-Shingikai-10801000-Iseikyoku-Soumuka/0000200749.pdf
　（2020.6.25 閲覧）
・厚生労働省：医師法.
　https://www.mhlw.go.jp/web/t_doc?dataId=80001000&dataType=0&pageNo=1（2020.6.25
　閲覧）

（4）介護支援専門員の声

1）ケアマネージャーとは

　介護支援専門員の通称である。ケアマネージャーは、利用者が必要とする介護サービスを過不足なく利用できるように、利用者の立場に立って総合的な支援をする役割を担っている。

　介護サービスは、利用者が自立した日常生活を送るために必要な保健医療サービス（治療や看護）と、福祉サービス（生活支援）を総合的に組み合わせて利用するもので、ケアマネージャーはそのマネジメントを行う人のことである。ケアマネージャーは、介護・医療・福祉分野の何らかの資格を持ち、実務経験が 5 年以上あり、試験に合格した人だけが資格をもつ。

> ▶▶▶**ケアマネージャーの具体的な業務**
> ・利用者本人や家族に対して適切な介護サービスの提案
> ・介護保険の申請代行
> ・ケアプランの作成
> ・介護に関わる各種手続き
> ・行政や介護サービス提供者との連絡・調整など

　介護サービスは、ケアマネージャーが作成したケアプランに基づいて行われるためケアプランがないと利用できない。つまりケアマネージャーは介護サービスを受けるための入り口に位置している。

2）ケアマネージャーの声

■看取られますか？

　マネジメント歴 15 年のケアマネージャーに話を伺うことができた。これは、彼女がケアマネージャーになりたての頃の話である。

　直前の利用者の調査に時間がかかり、次の訪問時間が迫っていた。ケアマネージャーは月 1 回以上訪問して、モニタリングすることが定められており、訪問目

1 ACPとは

2 ACPの現状

3 看取り・看取られの現状

4 「人生の最期」に携わる専門家の人々

5 自分自身の人生のシミュレーション

6 人生の後始末（死後の後始末）

付録 人生を自分らしく生き生きと生きるための手引き

的は利用状況と、支援が適切に行われているのかを確認することであった。

　時間がなく、体調とプランの要望を聞いて次の訪問に行くことに気を取られていたが、利用者宅の呼び鈴を押した時、いつもと様子が違うことに気がついた。呼び鈴を押しても、なかなか娘が出てこない。再度、呼び鈴を押したがそれでも出てこないため、預かっていた鍵で家に入った。

　介護サービスの利用者である母親は、布団で仰向けになっている。娘はその傍らで、座り込んでいる。どうしました？　と聞く前に、娘から「みとられますか」と聞かれた。

　不意を突かれて、「看取られますか？」「はい、見ております」と答えた。ニュアンスの違いには気付くことはなかったが、娘の表情がほっとしたように感じた。

　「ケアプランはどうですか？」「息が止まっています」「それは大変ですね」
　ちぐはぐな会話である。

　しばらくしてから、母親の顔色を見た時、「息が止まっています」の意味を理解した。そして、看取られますかの意味も。

　落ち着くと、「看護師がくるまで、母を一緒に看ていてくれますか」という意味であると予測がつく。

　そして、お母さんがもう存在していないという現実に直面した。誰をモニタリングし、どのケアを評価したらいいのか。それとともに、次のケアプランを立てることはもうないのだと気づいた。

　看取ったと言っても、呼吸はその前に止まっており、訪問看護師を待つだけの静かな15分間。娘と私は一言も話さずに、母親のいる穏やかな空間を共有した。

　この体験は、看取りと言うには小さな意味しか持たない。しかし、ふくよかな顔の白さ、赤みのない唇、呼吸の音のしない空間を家族と共有した体験は忘れられない。

　その時に誓ったことは「利用者がいつ亡くなっても、後悔しないケアプランを立てる」「プランはタイムリーに評価し、早く修正する」ということである。

1
ACPとは

2
ACPの現状

3
看取り・看取られの現状

4
「人生の最期」に携わる専門家の人々

5
自分自身の人生のシミュレーション

6
人生の後始末（死後の後始末）

付録
人生を自分らしく生き生きと生きるための手引き

▶▶▶具体的な工夫
　✓「死」を予測して、満足してもらえるプランを作成する
　✓利用者や家族と、時間や空間を共有する
　✓状況を判断し、家族の傍にいる
　✓看取り体験は、貴重。看取り時には立ち会う

■利用者のニーズを引き出す

　ケアプランを立てることは、難しいことではない。介護保険は、要介護認定によって要介護度が決定され、サービスの利用限度額が決まる。その限度額に合わせてケアの量が決まるため、ケアプラン作成には時間がかからなくなる。

　難しいのは、利用者のニーズがわからない時である。

　「こうしたい、あれしたい、これはしたくない」と言ってくれる人ほど、ケアプランは充実し、利用者の満足度は上昇し、同時にケアマネージャーのやりがいも上昇する。その反対に、「これはしたくない、あれもしたくない」とサービスを受けないことがニーズであったり、何を提案しても「お願いします」と言われる場合は、計画を実行してからの評価が重要となる。

　認知機能の低下など、「何がしたいかを自分で考えられない人」、または「したいことはあっても、人にうまく伝えることができない人」は結構多い。その利用者の隠れたニーズをどう引き出すかが、ケアマネージャーの腕の見せ所であり、ニーズがわかりにくい利用者に、過不足のないケアプランを作成した時の嬉しさは格別である。

　利用者の満足した顔を見ることができれば、プランは成功である。

▶▶▶具体的な工夫
　✓ニーズを引き出すように関わる
　✓満足しているか確認する

■引き算が上手なケアマネージャーを探す

　利用者が体調を崩した時、落ち込んでいる時、転倒した時は介護サービスを追加する。サービスを利用することで、心身の安静を保ち、回復を促す。そして、

回復後はサービスを減らす。過不足のないサービスは常に流動しており、毎日が小さな足し算と引き算の繰り返しである。

　サービスを追加することは金銭の問題を解決すれば簡単である。しかし、利用しているサービスを減らすことには、多くの利用者が抵抗する。また、サービスを使えば使うほど訪問看護ステーションにお金が入る仕組みがあり、引き算は困難である。引き算を忘れたまま、サービスを追加していくと家計も日本社会も破綻する。ケアマネージャーはケアプランを積極的に評価し、客観性をもって、ケア提供の中止を判断することが望ましい。

▶▶▶具体的な工夫
　✓体調に合わせて、サービスを足す
　✓サービスを追加するばかりでなく、削減できるケアマネージャーを探す

■ケアマネージャーと上手につきあう

　ケアプランを作成する時、ケアマネージャーの頭の中では利用者が生活している。

　利用者の歩き方はどうか、食べ方の特徴は、体力はあるか、考え方はポジティブか。頭の中で利用者が単身生活できるようになるまで、はじめに観察する。ケアプランは、ひとりひとり異なり、個人のものである。そのためプランが先にあるのではなく、"この利用者にはこのプラン"のように、相思相愛の計画を作るつもりで取り組んでいる。

　そこで、人生最期まで自らの意思で生き抜くためには、利用者からも具体的な希望を伝えてほしい。利用者は、肝心な部分で遠慮したり、言葉を濁したりすることから、本音で語りあえる信頼関係を築きたい。

　「わかってくれているはず」「任せてしまえば大丈夫」という考えでは、人生の最期まで自分らしく生き抜くケアプランは困難である。家族は何をしたら利用者が喜ぶかを理解していることから、家族の言葉を参考にすることで希望をケアプランに変えていく。

　また、ケアマネージャーと「気が合わないな」と思ったら、変更を希望してほ

1 ACPとは

2 ACPの現状

3 看取り・看取られの現状

4 「人生の最期」に携わる専門家の人々

5 自分自身の人生のシミュレーション

6 人生の後始末（死後の後始末）

付録 人生を自分らしく生き生きと生きるための手引き

しい。変更の理由は問われないこともあるが、「なんとなく嫌だから」と曖昧な理由では次のケアマネージャーを探すことが困難になる。具体的に困っていることを伝え、ケアプランに改善がなければ勇気を持ってケアマネージャーを変更する。

　なんとなく気が合わないと思っているまま、作成されたケアプランに満足できるはずはないのだから。

> **▶▶▶具体的な工夫**
> ✓ケアマネージャーは利用者の特徴を熟知する
> ✓利用者は具体的な希望を伝える
> ✓互いに本音で語りあえる信頼関係を築く
> ✓ケアマネージャーと気が合わない場合は、理由を明確にした上で変更する

■プランを評価する

　ケアマネージャーがどんなによいケアプランを作成したつもりでも、利用者は何かしっくりこないことがある。特に理由はなくても、苦手意識を感じる事があり、ケアマネージャーと利用者のコミュニケーションは不足し、ケアプランの満足度は激減する。

　利用者と家族のニーズは日々変化する。ケアマネージャーもその日の気分や疲れによって、能力が変わる。大事なことは、遠慮しないで本音を上手に伝えることにある。

　では、本音をどうやって聞き出すか。

　その質問に対しケアマネージャーから「先制攻撃をします」と返ってきた。どんな攻撃を？

　「今のケアプラン。100点満点のテストだったら、何点とれそう？」

　ここで、言われた点数は問題にしないが、それでも60点を下回ると心が痛む。

　すべての人にこの質問をするわけではない。80点と言われて喜んだり、40点と言われて落ち込んだりする。本音を聞き出すポイントは次の質問にある。

　「あと10点あげるために、何が必要だと思いますか」

しっかり本音を探して、しっかり評価する。

▶▶▶具体的な工夫
- ✓ケアマネージャーは利用者の本音を引き出す努力をする
- ✓介護サービスは、利用者が望む自立した生活を支えることが目標である。どうしても合わない場合は、変更を申し出る
- ✓ケアプランはケアマネージャー個人ではなく、利用者の視点で評価・修正する

(5) 患者・家族の声

　父は79歳で亡くなった。大腸がんである。骨転移や肺転移もあった。一番苦しんだ症状は激しい腰の痛みであった。大腸がんが発見されたのは65歳の時で、リンパ節転移もあった。父は病名の告知を受けた。どんな治療を受けてこれからをどう生きるか、父は決めることができた。しかし、なかなか決められずにいた父であった。

　母や私たち兄弟は、父の不甲斐なさに苛立ちと諦めを感じたりもした。父は自宅で最期を迎えた。結果として思い通りの死に方ができたと思う。父の最期の看取りを通して、自分のことを自分で決めることは難しく時間のかかることなのだと実感した。

　そこで、がん発見から父が亡くなるまで私たち家族の間でどういったことがあったのか、順にお話ししていく。

1) 大腸がん

　父が60歳を越えた頃から、下痢と便秘が繰り返され、食べているのに少しずつ痩せていった。飲酒量が多かったため、食事もせずに飲酒しているせいだと家族はそれほど気に留めていなかった。しかし、65歳の時、便が細くなり出血もあると母から聞いた。私は嫌な予感がして受診を勧めたが、根っからの医者嫌いの父は受診をしようとはしなかった。

　特に大きな病気をしたことはなく、アキレス腱断裂で入院したくらいである。

その時でさえ「自宅に帰る」、とずっと言い続けて病院を抜け出してきたほどだった。何が嫌なのか、知らない場所で知らない人に囲まれて、自分の理解できないことが起こることに恐怖を感じていたようだ。気の小さい父は自宅だけが安心して自分らしくふるまえる場所だったのだと思った。

　なかなか受診しようとしない父を母が説得し、車に乗せて一緒に病院に向かった。検査の結果、S状結腸に進行性のがんが見つかった。医師からは病名が告知され「このままでは、がんがあっという間に広がってやがて死ぬことになる」と手術を勧められた。父は医師に言われるがまま、何も問わず黙ったまま手術に同意したそうだ。

　自宅に帰ってから「手術はしたくない、手術はしんなん（いないといけない）のか」と母に言い続けていた。母は、もう一度説明を受けに行くかと聞くが、父は黙ったままでいた。自分で決めてきたと思っていたが、父は理解も納得もしていない状況にあり家族は呆れた。この時は自分勝手に生きてきた父に対し、家族はあまり親身になって考えられなかった。

　手術は無事終わった。しかしリンパ節転移があったため、引き続き抗がん剤での治療を勧められた。案の定、父は黙って聞いているだけで、何も質問しなかった。家族は了承し、抗がん剤治療が始まった。お見舞いに行くと父は静かにベッドに横になっていた。もっと丁寧にゆっくり脅かさずに説明したら、父もゆっくり理解できて、何が起こるかわからない不安の中で治療を受けることはなかったのかもしれないと思った。

　2週間の入院生活はほどなく終わり自宅に帰ってきた。自宅では毎食後と寝る前に内服薬が処方されていた。一度に3種類6錠、抗がん剤や胃薬などだ。必要な薬なのだと思ったが、量が多いと感じた。父に飲み続けられるだろうかと心配になった。説明は受けていても実際の薬を前にするとげんなりしそうだ。

　医者も薬も嫌いな父にとっては、毎日4回忘れずに服薬を続けるのはかなり大変なことだろうと感じた。父は知らない人には臆病なのに、家族に対しては横柄だ。母の役割として、父に薬を飲ませ続けるのは難しいだろうなと感じた。

2）薬は飲まない

　退院してから4か月くらい経った頃、実家に行くと薬袋に入った大量の薬が

1 ACPとは

2 ACPの現状

3 看取り・看取られの現状

4 「人生の最期」に携わる専門家の人々

5 自分自身の人生のシミュレーション

6 人生の後始末（死後の後始末）

付録 人生を自分らしく生き生きと生きるための手引き

あった。母に尋ねると父の薬だと言う。なぜこんなにたくさんあるのか、少なくとも2か月分はありそうだ。父が服薬しなくなったのだ。母は「抗がん剤を飲むとムカムカして気分が悪くなると言い、ご飯が食べられなくなる」と言う。一日中悪心に襲われ、何をするにも億劫で家にいることが多くなり、母とは諍(いさか)いも増えていた。お互いに苦痛だ。

そして、父が服薬していないにもかかわらず、母は処方箋を取りに行き、飲まない薬を薬局から持ち帰っていた。母は父が服薬しているように偽装工作していたのだ。母の行動に驚いたが、医師と父の間に挟まれて悩んだ末の行動だと思うとやるせなく感じた。

父が自分の治療についてどうしたいかはっきりと決められたなら、周りの人は振り回されないのにと腹が立った。しかし、そういう自分も父に対して、説明や説得をしたわけではなく、そのまま成り行きに任せていた。

3) デイケアと訪問看護

抗がん剤を中止してから、状態が急激に悪くなるかと想像していた家族だが、がんの症状についての変化は感じなかった。それよりも体調の良くなった父は食欲も出て、以前より体重が増え、活気もあるように見えた。実際に抗がん剤を服用していたのは2週間程度だった。たった2週間であったが、父を弱らせる抗がん剤の副作用を改めて怖いと感じた。

抗がん剤の中止は、医師との話し合いで行ったわけではない。治療の中断だ。病院に行かなくなったのだ。そんないい加減なことをして、手術してくれた医師に申し訳ない思いがした。服用していた抗がん剤が合わなかっただけで、別の抗がん剤を試すという方法もあると思った。

しかし、受診を中断しても、それ以降病院からの連絡はなかった。予後不良のがん患者が治療の途中で来なくなっても、病院からは何も働きかけがないことに、治療意思を確認されているようにも、見捨てられたようにも感じた。さすがに治療を中断した患者に連絡を取るほど面倒見が良い病院はないのだと、変に納得もできた。

1 ＡＣＰとは

2 ＡＣＰの現状

3 看取り・看取られの現状

4 「人生の最期」に携わる専門家の人々

5 自分自身の人生のシミュレーション

6 人生の後始末（死後の後始末）

付録 人生を自分らしく生き生きと生きるための手引き

4）家族会議

　抗がん剤治療を勝手に中断して、10年が過ぎようとしていた。リンパ節に転移していても5年以上生きられるのだと感心した。父は相変わらずマイペースで過ごしていた。友人は少なく、自宅に籠るように生活していた父だが、少しずつ身体が弱ってきていた。寂しいせいか、自分のベッドを居間に移し、寝ながらテレビを見たり、母の気配を感じたりしながら過ごしていた。

　トイレまでは廊下を伝いながら自力で歩いて行っていたのだが、お風呂が問題であった。古い住宅で、湯船は狭く深いタイプのものであり、脚力のない父にとっては出入りが難しく、洗い場も1人が座るといっぱいである。膝と腰の悪い母が1人で介助することは無理だった。ベッド上でテレビを見るだけの生活ではどんどん体力が低下し、身体の不調を訴えることが多くなり、母を困らせることも多くなってきていた。

　トイレまでの歩行が保たれるように、介護認定を受けて住宅改修を申請することになった。ついでに、リクライニングベッドや歩行器など、いろいろなものをレンタルすることになった。取り付けの終わった実家に行ってみると、廊下や居間の真ん中に手すりが付けられていた。父が歩く道のりに沿って据え付けられていた。一緒に生活している母にとっては邪魔になる位置に置かれていたが、母は父の動きやすさを優先したのだ。

　そして、ケアマネージャーの提案で、週に3回デイケアを利用することになった。父の苦手な、知らない場所で知らない人に囲まれて、何をするのか・させられるのかわからない不安な状況になるデイケア、そこに行くことになったことに驚いた。父も承知したというのだ。

　しかし実際には、父には温泉に行くと言ったそうだ。ウソではないが肝心なところを伝えていない。他人が大勢いるところに一日いるということだ。初日は何かを察したのか、父は行かないと言い張り玄関で立ち往生していたのだが、半ば強引にリフトバスに乗せられデイケアに行った。帰宅した父は上機嫌だった。若くて元気のあるデイケアのスタッフにおだてられ乗せられてデイケアの活動に参加したようだった。やはりデイケアのスタッフはプロだ。気難しくて臆病な父を活動に誘い出したのだ。とにかく初日は大成功だった。

　ところがその次のデイケアは休んだ。迎えに来たバスに乗らなかったのだ。プ

イと出かけて戻ってこなかった。気まぐれだ、ほんとうに困った父だ。後で気づいたのだが、迎えのスタッフの愛想が良くないと行かない率が高まるようだった。父は他人に受け入れてもらえたと思うと安心して出発できるのかもしれない。「あんなところに行けるか」と悪態をついていた父だが、ベッドの周りには、誕生会の写真や活動中の写真を飾っていた。ちょっとすました顔で写っていた。嬉しかったのだと思った。

そんなある日、母が入院して手術を受けることになった。膝関節置換術だ。入院期間は 2 か月間ほどだが、さて父をどうするか。デイケアというわけにはいかない。子供 3 人はそれぞれ所帯を持っており仕事もある。父の面倒を見られるわけはない。どこかに入所するしかなかった。

はたして父が納得して同意してくれるかが問題だった。もし同意が得られなければ、母は入院することはできない。どうなるのかとあきらめ半分で返事を待っていたところ、父が短期入所に同意した。入所施設はデイケアとは別の施設であり、自宅から 40 キロも離れたところにあった。母が父を前に説得したのだ。父は「わかった」と言ったそうだ。

施設を脱走するかもしれないと恐れていたが、行方不明になることもなく自宅に戻ってきた。短期入所は緊急時の受け入れとして必要な制度だと感じた。しかし自宅から遠い施設の場合もあり、入所する本人より家族が不安を持つと思った。しかし通所ではないことから、父にとっては自宅からの距離は問題ではなかったようだ。

父の説得にデイケアの職員が同席してくれたと聞いた。身内には子供っぽい態度の父も、デイケアの職員の前では落ち着いて話を聞いていたようだった。デイケアの方はボランティアだ、頭が下がった。

デイケアは 3 年ほど利用していた。歩いて乗車したリフトバスも車いすでの乗車となり、活動量は減り、少しずつ痩せていく父の姿は明らかに終末期の様相であった。それでもソロリソロリと歩き、部屋の端から庭を眺めたりしていた。同じことを日に何度も言ったり、自分の言ったことを忘れて母とトラブルになることもあったが、毎日をいつものように過ごしていた。それでも確実に死期は迫っていると感じた。

ある時、訪問看護師の提案で父の今後について家族で話し合うことになった。

1 ACPとは

2 ACPの現状

3 看取り・看取られの現状

4 「人生の最期」に携わる専門家の人々

5 自分自身の人生のシミュレーション

6 人生の後始末（死後の後始末）

付録 人生を自分らしく生き生きと生きるための手引き

しかし、今さら話し合いは必要なのかと思った。なぜなら父は「がんの治療はしない、延命処置もしない、入院はせずに自宅にいると決めている」と母から聞いていたからだ。父がそう話したわけではなく、母が父の態度や会話の端々から察したようだ。

　訪問看護師からは家族の総意がないと在宅で死ぬことは難しいと言われた。また、今は総意があったとしても、臨終の際には気持ちも揺れるので時を置いて何度も確かめ合いをすることが必要とも。そうなのか、そういうものなのかと思った。この現代にあっても、本人が自分のことを決めて実行できるわけではないと医療者関係者からはっきり言われて、驚きと戸惑いを感じた。本人の意思が大切と言いながらも無視できない家族の意思とは、なんと厄介なのだとも思った。

　日曜日の午後、家族会議が開かれた。私は参加しなかった。どうせ父は何も決められないだろうし、その姿を見てイライラするのもしゃくだったからだ。案の定、父は黙って訪問看護師の話を聞き、尋ねられたことにうなずいて同意するだけだったようだ。半分呆けているようだったと母は言った。自分の死に方を決めるには父には重すぎて、神様が少し呆けさせてくれたのかもしれないと思った。

5) お父さん息してないかも

　11月のある日、昼過ぎに母から電話がった。なんだか父の様子がおかしいと言う。お昼には歩いて庭を見に行っていたが、昼に食べたパイナップルが口の中にずっとあって飲み込んでいないと言う。誤嚥するといけないから取り出すように母に言い、大丈夫だから様子を見るようにと伝えた。そしてその日の夕方、「お父さん息してないかも」と電話がかかってきた。

　慌てて実家に駆け付けると義妹が父に心臓マッサージをしていた。頸動脈を触るが脈がない。呼吸もしていない。母は119番に電話して指示を受けていた。心臓マッサージは救急の指示だった。必死に心臓マッサージを続ける義妹にマッサージはしなくて良いと伝えた。戸惑う義妹に私が戸惑った。蘇生はしない、そう決めていたのに、父の肋骨は何本も折れているだろうし、今さら心拍が戻ったところでどうするつもりだと、変に冷静な自分がいた。

　母がなぜ救急に電話したのか謎だった。臨終に立ち会うはずだった医師はどうなったのか。間もなく救急隊員が到着した。死亡した人は救急車で運べないらし

く、心臓マッサージと点滴の承認を求められた。父は、救急車に乗って総合病院に運ばれた。救急外来の一室で当番医の死亡宣告を受けた。

　死亡確認のための救急搬送、心臓マッサージと点滴、なんだか納得できかねる状況だった。そして、父は寝台車に乗って自宅に戻ってきた。病院滞在時間15分、往復1時間弱。父には歯がなかった。痩せた頬に口蓋の跡がくっきり浮かび私の知らない人だった。祖父と祖母の仏壇の前に眠る父の姿を見て、あっけなく逝った父は幸せ者だと感じた。

　翌日、お世話になったデイケアの皆さん、訪問看護師、ケアマネージャーが弔問に訪れてくれた。忙しい業務の合間に皆さんが来てくださったことに驚いた。仕事上の付き合いではあっても、こんなにも良くしてくださる在宅サービスに携わる方の気持ちが嬉しかった。残された家族のケアをしてくださっているのかもしれない。

　自分の生き方を自分で決めることも、自分の死に方を自分で決めることも、実はそんなにたやすいことではないのかもしれない。どう生きたいかと考えている人は実は少ない。毎日の生活が繰り返される中、死ぬことを意識したことはない。

　父もいずれ死ぬことは知ってはいても、死がすぐ目の前に迫った時どうすればよいかわからなかったのだと思う。それでも周りの人の提案の中から父は選択していった。余命を知っていても知らなくてもどこでどう生きるか、最期の時をどこで迎えるか、決めるのは思い立った時なのかもしれないなと思った。

第**4**章

「人生の最期」に
携わる専門家の人々

第4章 「人生の最期」に携わる専門家の人々

① 僧侶の声

part 1. 僧侶と寺の役割

(1) 僧侶と寺

　僧侶とは、一般に出家して仏教の戒律を守る修行者のことを示す。今回は、人生の最期に携わる人々として、2人の僧侶を中心に寺に関係する方々に話を聞いた。まずは僧侶の話をする前に、寺のイメージを知ることから始める。

　信者でなければ、寺に行くことは少ない。そのため、寺は葬儀をあげる別れの場であり、「黒」のイメージがある。また広大な敷地に建物があり、週末に信者が集って読経することで祖先を敬い、その教えを継承していくイメージがある。さらに、寺は地域活動の中心であり、春夏には祭りで賑わい、時には"だんじり"の出発点になる。

　場所によって寺は観光地となり、朝夕は静寂の中に、昼は喧噪の中にある。静と動がうまくマッチし、厳格な空気が漂う寺もあるが、御朱印のために列をなす人の群れで、宗教的な意味合いが変化している様子もある。文部科学省による2019年の宗教統計調査によると、寺院は日本に8万1,074箇所あり、神社と合わせると15万箇所を越える。都道府県別で最も多いのが、愛知4,559箇所で、次いで大阪3,386箇所、兵庫3,282箇所となっている[1]。

(2) 僧侶と死

　一般に、寺は元気な人が通う場所であり、亡くなった後に読経する場所である

ため、人生の終末期を過ごす場所ではない。信者も僧侶も歳を重ね、加齢に伴う身体の変化を目にすることはあるが、死までの経過を辿る場所ではないことから、僧侶が死を目の当たりにすることは少ない。そのため寺では、健康な状態から冥福を祈る状態まで時間は飛んでいる。

僧侶たちは「人生の最期」をどのように体験し、携わっているのか。

(3) 僧侶Aの語り

1) ある信者との出会い

その僧侶は、『寺では人が亡くなっていく姿や、衰えていく姿を見ることは少ない。祖父・祖母を亡くす体験はしたが、寝たきりの状態が長く、ゆるやかに終えていった。そのため「死」そのものと向き合うことはなく、なんとなく「死」との距離があった』と話した。そんな僧侶の印象に残っている人生の最期は、1人の信者のものであった。

ー高齢男性の宮本さん（仮名）ー

宮本さんはもともと熱心な信者という訳ではなく、ご家族の葬儀で縁がある程度で、深い関わりはなかった。しかし、宮本さんの妻が熱心な信者であり、顔を合わせるうちに宮本さんとも親しくなり、建築関係をしていた宮本さんに寺の改修などの話をする関係になり、大工道具の手入れや加工の仕方などを教えてもらうようになった。

僧侶と宮本さんは、寺で日常的な会話をするだけであった。しかし1年が過ぎた頃、宮本さんに、がんが見つかった。宮本さん宅を法事のために訪ねた時、僧侶は「寺でもお身体をさすらせていただいているんですが、さすらせてもらっていいですか」という言葉が自然に出た。

僧侶が"さする"ことの意味。

それは、僧侶のいる寺では「神通掛け」と呼ばれ、苦しんでいる人や痛みのある部分を、お題目を唱えながら"さする"ことで、仏様のお智慧で痛みなど苦を取り除くことを目的としている。神通掛けは、身体的な痛みの除去だけでなく精神や経済的な苦悩にも効果があり、さらに、僧侶の手を介して仏様と通じ合い、繋がることで様々な苦から解放されるようにという願いが

1 ACPとは

2 ACPの現状

3 看取り・看取られの現状

4 「人生の最期」に携わる専門家の人々

5 自分自身の人生のシミュレーション

6 人生の後始末（死後の後始末）

付録 人生を自分らしく生き生きと生きるための手引き

込められている。

　宮本さんは神通掛けの間、じっとして過ごし、終わると「身体が楽になった」と言われた。宮本さんの妻は、宮本さんが僧侶のことを「待っていた」ことや「元気になるわと言っている」ことを教えてくれた。宮本さんは次第に、僧侶とともにお題目を唱えるようになり、僧侶の訪問は家族や仏様との繋がりに広がった。

　2年が過ぎた頃、宮本さんのがんは急速に悪化した。自立した生活を送っていたが、宮本さんは起き上がれない状態になり、1日のほとんどをベッドで過ごすようになった。そのため、僧侶は宮本さんを時々訪問した。僧侶には宮本さんと一緒にしたいことがあったが、宮本さんを訪ねた時、「時間は思っているほどない」ことに気が付いた。また、自宅を訪問したときに、訪問看護師が書いたノートを見せてもらい、「死を間近にするということにはこういう苦しさもあったのか」と感じた。宮本さんは、家族や僧侶の関わりもあり、身体的にも精神的にも落ち着いた最期を過ごせた。

　宮本さんの変化は確実に進み、僧侶が一緒に過ごせた時間は少なかったが、「写真を一緒に撮りたい」と思い、一緒に写真を撮ったことを教えてくれた。僧侶は、宮本さんとの関わりを通して、「人はこうやって亡くなっていくのだ」と死を身近なものに感じるようになった。

2）人の命は無常
─ 人の生を受くるは難く、やがて死すべきものの いま生命あるは有難し ─

（法句経より）

　僧侶は、この教えを大切にしていた。

　人の死を通すことで、私たちは自らの死を再確認する。よりよく生き、自分らしく逝くためには、今を感謝して生きていくことが大切と仏様は言いたかったのではないか。命は無常であるから、いつか必ず来る死に向かって、よりよく今を生きているかを問いかけていただいている。

　僧侶はこれまで「人はいつか必ず亡くなります。でも、いつ亡くなるかわかりません」と、法話で命が無常であることを伝えてきた。そう伝えつつ、自身の命に対する無常の実感は希薄だった。しかし、宮本さんとの関係を通して、

時間は思ったほどないことを感じ、自身の命の無常さを実感した。時間を大切に使うこと、無駄にしないようにと教えていただいている。あの世からこっちを見た時に悔いのないように。

　僧侶は、人生の最期に携わる者として、死を通してすべての人が命への感謝、今生きていることへの感謝に気づいてほしいと願っていた。

（4）僧侶Bの語り

1）死と僧侶の役割

　もう一組、僧侶を含む寺の人々に話を聞くことができた。その寺は、一般的な寺のイメージと異なり、都心の近代的な一軒家の中にあり、明るい本堂では、御本尊の向背から光が差し込んでいた。

　その僧侶が印象に残っている人生の最期の場面は、入浴中に亡くなった高齢者の死であり、バイクで突然亡くなった若者の死であった。命はいつなくなっても、不思議ではないと常々思っている。亡くなった時点で人は仏になり、健康な身体で浄土へ行く。そこには若者も高齢者も順番はない。

　死と僧侶の関係について、「亡くなった方のお声を聞かせていただく役割が僧侶にはある。普段は忘れている命に向き合い、先に浄土へ往生された方の命日のご縁をいただくことは、いのちに気づかせてくれる。次は私の番かもしれないと思いながら、生きていく」と話した。

2）死は訓練するもの

　現代人は、死のイメージがわかない。生と死は一体であるが、現代は、日常生活の中に"命の姿"を見ることが少なくなった。死を知らずして生を知ることはできない。生も死も知らないがゆえに、命は消えて見えないものになっている。そのための死の訓練が必要だと言う。

　よりよく生きることについて、僧侶は次の教えを大事にしていた。
―人間の人生をよくよく考えると、この世の中でおよそ儚いものは、あっというまに迎える人生の最期である。誰しもが朝には赤らな顔をしているが、夜には白骨となる諸行無常について教えている―　　　　　（白骨の御文章より）

1 ACPとは
2 ACPの現状
3 看取り・看取られの現状
4 「人生の最期」に携わる専門家の人々
5 自分自身の人生のシミュレーション
6 人生の後始末（死後の後始末）
付録 人生を自分らしく生き生きと生きるための手引き

人間の命は儚く、人生の最期はあっという間に来る。命は老若の順とは限らず、すべての人は早い時期から後生の一大事を心にかけることが死の練習であるが、それはなくなりつつある。

（5）死を体験して繋がりを獲得する

　2人の僧侶の語りでは、命が無常で儚いものであること、人の死や葬儀を通すことで、命に目を向けるという教えが共通していた。そこで、僧侶や寺の役割から死の体験と繋がりを考える。

1）「生」と「死」の繋がり

　近年、寺は人が亡くなった後に読経する役割を担ってきた。僧侶が読経することにより、親族とともに死を悼み、故人が浄土にいけますようにと祈願する。しかし、本当は寺の役割はそうではなく、「死」を通して、「生」を考える機会をつくることである。人は、親族や友人の葬儀を通すと、「死」に目を向けがちになる。しかし、生きることや死ぬことの直接体験が少ない現代では、見えない「死」は、葬儀を通しても見えないままである。だからこそ、故人の声を聞き、故人との縁を振り返る時間を持つことで、見える「命」に目が向くようにすることが僧侶の役割である。

2）「家族」と「人」との繋がり

　人が亡くなることは悲しいことであるが、死は悲しいだけでは終わらない。誰かの「死」によって、親族が集まったり、近所の人が手を貸してくれたりする。葬儀には初めて顔を合わせる親族が登場することもある。そうして、故人を偲びながら7日ごとに皆で声を合わせて勤めることで、家族や人との繋がりができる。

　法要では「生きていた頃は、どんな方でしたか？」と故人を思い出すきっかけを作る。「あんなことがあって楽しかったね」「こんな苦労をさせられたね」など、故人との繋がりに会話が弾み、それが人と人との繋がりになる。つまり「死」には、人と人とを繋げる力がある。また、「死」を想像することで人は孤独を体験し、繋がりの中で生きようとする。「死」によって人は人と繋がること

1 ACPとは

2 ACPの現状

3 看取り・看取られの現状

4 「人生の最期」に携わる専門家の人々

5 自分自身の人生のシミュレーション

6 人生の後始末（死後の後始末）

付録 人生を自分らしく生き生きと生きるための手引き

を体験し、体験を繰り返すことで繋がりは強固になる。

　宗教は、古来、生活の中にあり、説法も葬儀も日常であった。子どもは小さい時から情操教育として「死」を体験し、人や寺との繋がりを感じて成長した。しかし、そういう「生」と「死」の光景を見ながら育つ環境は途絶えつつあると僧侶は話した。

3）「社会」と「子ども」との繋がり

　最近では「子どもが騒ぐと迷惑がかかる」と、寺に子どもを連れて来なかったり、本堂に子どもを参加させなかったりする人たちがいる。子どもは迷惑をかけ、親族や集団と交わることで学び、成長して一緒に読経することで集団や社会に溶け込む喜びを体験するが、その体験自体が失われてきている。

　仏教では、仏壇に供え物を供え、仏様から下がりをいただく。そうすることで先祖を敬い、命の繋がりを感じることで心が育つ。その繋がりは、「こんにちは」、「ありがとう」、「いただきます」の中に息づいている。しかし、近年、迷惑を掛け合って「お互い様」と言える繋がりを持つことが難しくなっている。仏教は生きている者への教えで、念仏で救われていく。子や孫に念仏を唱えることを通じて、子どもが感謝の気持ちを表現できるように、念仏やお下がりを通して、人との繋がりを感じてほしい。

　この3つの繋がりはどれも先祖が努力して培ってきたものである。しかし、近年、私たちは様々な繋がりを断ち切って生きている。例えば、人との繋がり。先祖との繋がり。祈りとの繋がり。

　古くて煩わしいものを断ち切ることが許される時代。私たちが断ち切ってきた繋がりを、縁のある人の「死」を通して感じることができれば、繋がりは再生する。寺は、その断ち切られた繋がりを再生する役割を担い、また新しいものと繋げていく役割を担っている。

(6) 人生の最期を見越して、終活する

　終活とは、「人生の終わりのための活動」の略語である。その言葉は、2010

年に新語・流行語大賞にノミネートされたことで爆発的に周知された。主な活動は、生きている間に持ち物を整理・処分したり、自分の葬儀や墓を予約したり、財産分与などで遺族が困らないように準備することである。

　終活は遺族への思いやりでもあるが、身を軽くして自分らしく最期を過ごすための第1歩となる。終活は、自らの「死」を想うことでしか始まらない。

　自分にとって必要なものと必要でないものを区分けして、まだ使えるものを整理する。それは、「死」の訓練であり、物や生に執着している間は容易ではない。

　仏教は執着することを戒める教えである。つまり、人は何かに執着する生き物であることを示している。浄土真宗でも、人間は執着するものであり、自分は執着してしまう存在だということに気づくことの大切さを教えている。

　近年、墓終いや仏壇終いが行われている。家系や墓を継ぐ子どもがいなかったり、遠方であったり、理由は様々であるが、管理されていない墓もある。先祖との縁、親子の縁、兄弟の縁によって維持されてきた墓そのものが揺らいでいる。このような縁は、終活で整理したり、処分するものなのかと、僧侶は疑問を呈した。またその一方で、寺の関係者は「終活できることは、元気な証拠」「元気なうちに終活を」と言う。しかし、元気なうちは物事に執着するのが人であると矛盾を笑う。

　僧侶が「人生の最期」に携わる本質は、「誰かの死」を通して、「死」を考え、「生」を想うことであった。

　2人の僧侶の語りを通してわかったことは、読経や"さする"ことを介して、仏様と通じ、繋がることで様々な苦から解放されること。もう1つは、「死」を想像することで孤独を体験し、繋がりの中で生きていることを実感し、繋がりを強固にすることであった。さらに、僧侶を介して、私たちが断ち切ってきた地縁や血縁を見直すことで、新たな縁を結ぶことができる。それらの縁を大切に育むことが、自分らしく最期まで生きるヒントになった。

引用文献

1）文部科学省：宗教統計調査.
　　https://www.mext.go.jp/b_menu/toukei/chousa07/shuukyou/1262852.htm

1 ACPとは

2 ACPの現状

3 看取り・看取られの現状

4 「人生の最期」に携わる専門家の人々

5 自分自身の人生のシミュレーション

6 人生の後始末（死後の後始末）

付録 人生を自分らしく生き生きと生きるための手引き

part 2. 僧侶の立場からの ACP と QOD

　僧侶とは、仏教の教えを実践し、守り伝えるため、仏門に入った人を指す。一般的に寺に所属し、各宗派の教えを人々に伝える役割がある。

　今回インタビューする機会を得た橋本真氏は、現在、福岡県の寺を支えつつ、真宗大谷派（東本願寺）企画調整局に所属し、全国の約 8,700 カ寺ある寺院の教化活動（地域に根ざし教えを伝えていくこと）をサポートする役割を担っている。以前は、15 年程度、全国各地の教区を回り教導職として、寺院や教区の教化活動を支援していた。他方、宗派業務の一環として、「臨床宗教師」資格取得のために大学院で学ぶという立場でもある。

　臨床宗教師（interfaith chaplain）とは、2011 年の東日本大震災を機に養成が始まり、被災地や医療機関、福祉施設などの公共空間において心のケアを提供する宗教者である。臨床宗教師の役割は、実は新しい役割ではない。仏教・医療・福祉などのチームワークによって、支援を求めている人々を孤独のなかに置き去りにせず、不安や悲しみ、苦しみに共感し、少しでもそうした苦悩を和らげようとする活動は、ビハーラ活動*1 として行われてきた。

　さらに以前は、寺や教会が、地域において、苦悩と向き合うなかにおける 1 つの対処行動の場として機能してきた。人々は寺や教会に赴き、そこで気持ちをきいてもらったり、また教えを乞うという機会があった。しかし、こうした機会は時代と共に薄らいでしまった。今後、宗教を超えてこうした機会や役割を担っていくのが臨床宗教師でもあるのではないだろうか。

　本項では、宗教者としての様々な経験と知識を持つ橋本氏に人生（の最期）にどのように携わっているのかうかがったことをお伝えしながら、また、ACP を考えていくうえでの考え方について示す。

---

*1　ビハーラ活動：サンスクリット語で「くつろぎ」「やすらぎ」を意味する「ビハーラ」を冠した活動で、仏教思想に基づき終末期の患者や関わるスタッフのスピリチュアルケア・宗教的ケアを行う。1985 年に田宮仁医師が提唱し、1992 年には長岡西病院にビハーラ病棟が日本初の仏教系緩和ケア施設として設立され、翌年認可された。2019 年現在、宗教系を含む緩和施設は 433 を数える。

（1）私で良かった……自分が自分でちょうど良かったと思えるように

　宗教者の立場で、最期の時を過ごす人や遺族にかかわる中で大切にしていることをうかがった。まず、死に対する考え方の変化として、とくに戦後、平均寿命が伸びていく中で、「その時がくれば考えればいい」と言う人が多くなってきたように思う。しかし死は必ず誰にでも訪れる。また、老いることや死していくことは特別なものではない。それをどのように捉え、考え、理解し、受け入れていくのかということについて話をしてくれた。

　昔にくらべれば生活は格段に快適になっている。しかし、どんなに快適であっても、どのような境遇にあっても、「なぜ生きなければならないか」、「私は何のために生まれたのか」という根源的な問いは変わらないという。自分が生きた本当の意味は、周囲と比較して安堵するものではなく、心底から私で良かった……自分が自分でちょうど良かった。私はわたしに生まれてよかったと思えることである。都合が悪いことも、いいこともすべてを受け入れ、生きていることそのものの意味を感じ、今ある痛みや苦しみに向き合っていくことが大切である。それは、それぞれの人が自身の人生を、本当の意味で「私の人生」として受け止めなおすことでもあるという。

　僧侶として大切にしていること、それは、自分の人生（老いや命が終わっていくことも含んだ）の物語を丁寧に受け止めていけるように支援することであり、言い換えれば、その最期への準備をしていくことを支援することである。それが宗教者の立場で、最期の時を過ごす人や遺族にかかわる上で大切にしていることであり、役割でもあると教えてくれた。人が生涯を通じて本当に伝えたいと願うこと、人生の物語を残すこと、それは、遺された家族の生き方や価値観にも影響し、時代を超えて残されていくものであるという。

　私たちが交わす言葉は、あっという間に時の流れに埋もれてしまい残らない。それを「しゃべる」という。時の流れの中に埋没させまいとする時、人は「話がある」と言ってきた。しかし、それでも話す人、聞く人の世代が変われば意味が変わり、伝わらなくなる。そこで、時代や人を超えて残すために、「物語る」という方法、つまり、物語として残してきた。

宗教の多くが物語で伝えようとするのはそのためである。そしてその物語は一人ひとりの上にもある。死していくと分かった時にはじまる生き方、それは、死していく人だけのものではなく、家族にとってのものでもある。死すること、それは家族への最期の教えであり、それを受け止めることができるようにそっと寄り添ってあげられる役割でありたいと教えてくれた。

(2) 死における宗教的ケアのあり方

石川県で教化活動に従事していた頃、いろいろな年代の人が、折にふれて、「あたわり」という言葉を使っている場面によくであったという。あたわりとは、良いことも悪いことも含め、「与えられたもの」「もらったもの」という意味だそうだ。それは、「運命だから」といった運命論ではない。自分のかけがえのない人生を、良し悪しを超えて積極的に受け取る姿勢を表す言葉である。病気になった時、納得できる、納得できないという表現をすることがある。しかし、そもそも人は皆、納得して生まれてきてはいない。生もあたわりなら、老いて死していくこともまたあたわりである。

このあたわりに関して、橋本氏には、印象深く記憶に残っている人の姿があるという。がんになり、本当につらい痛みがあったと思うが、本人は「おかげさんで、いろんなもんにであわせてもらったなぁ」と、つらさの中でおっしゃったという。「あたわり」に通じる、この姿に触れ、自分にはできるかどうかわからないが、このように命を終えていく姿は、素晴らしい生き方だと感じたという。

家族構成の変化や自宅における看取りが減り、家の中に老いていく人、死していく人がいなくなっている。そのため死を悪いものとして捉える傾向にある。近年、葬儀は儀式としての形を残すのみで、儀式が持っていた本来の意味が薄らいでいるという。僧侶は人が亡くなってから必要とされる存在になっている傾向が強い。本来、儀式が持っていた意味、それは、死をあたわりとして、周囲の人々が悲しみの中で自分のこととしてゆっくりと時間をかけて受け止めていくことであった。明確な言葉がけではなくその人自身が感じたり、気づいたりしてもらえるように寄り添っていくこと、それが宗教的ケアではないかという。

1 ACPとは

2 ACPの現状

3 看取り・看取られの現状

4 「人生の最期」に携わる専門家の人々

5 自分自身の人生のシミュレーション

6 人生の後始末（死後の後始末）

付録 人生を自分らしく生き生きと生きるための手引き

（3）昔と今の寺の役割

　元来、僧侶は人がどう老いて、どう生き抜き、どう最期を迎えるかという問い
に対して寄り添ってきた。寺は、地域共同体の中にあり、日常に存在していた。
老いた人や病を患った人も家族の中に存在していた。しかし、施設や病院で亡く
なることが多くなり、地域や家の中に老いていく人、死していく人がいなくなっ
ている現状があるという。

　昨今、寺への問い合わせのほとんどが葬儀の相談である。「家族の死が近い」、
「がん宣告を受けたがどう最期を生き抜いていこうか」と悩んだ時、宗教者に頼る
ことは少ない。亡くなってから葬儀をどうしていこうかという相談が宗教的ケア
の入り口になるのではなく、老いてきたが……病気になったが……どう受け止め
ていけばいいだろうかという相談も宗教的ケアの入り口であるべきであると教え
てくれた。

　「父から親戚について聞いています。おじいちゃんも詳しく教えてくれました」
という表現をみて、違和感を持つ人はどれほどいるだろうか。話の中に出てくる
2人の人物であるが、一方には敬称がついている。少し前は身内を呼ぶ際には敬
称をつけず、「祖父」と呼んだものだが、「おじいちゃん」と敬称をつけて呼ぶこ
とに違和感を覚えることがなくなってしまったのである。それは、祖父・祖母が
近しい家族として存在しなくなった家族のあり方を表しているのではないだろう
か。核家族という家の中に祖父母が存在しない状況は、家族のひとりではなく家
族に準ずる身内としての感覚を生んでいるのではないかという。そしてそれは、
日常の会話にも如実に表れ、社会はそれを容認している現状がある。まさに、老
いていく人や病む人が地域や家の中にいなくなってしまった社会形態そのもので
あり、こうしたことが、人々の意識の中で死を遠い存在にしてしまった要因では
ないだろか。しかし、病院で最期を迎えることが困難になり、どのように最期を
迎えたいかを考えなければならない時代が到来している今、改めて、老いも病も、
死も全てが地域に存在していることに大切な意味があるのではないかと語られ
た。

（4）葬儀がもつ本来の意味

　近年、葬儀は業者によって決められた枠の中で、ともすれば死者を送るイベントのように扱われることがある。しかし、もともと葬儀は、亡き人の縁となった人が集まって執り行う、別れの儀式であると同時に、故人との出遇いなおし、はじまりの儀式でもある。「出遇う」とは、見えていなかったものに時を待ってであうことだという。生前にはであえなかった姿、たとえば亡き親の心にその年齢に達して気づくように。そこに死者との出遇いがある。葬儀とはそのはじまりの節目なのだ。

　橋本氏は、ある葬儀における一場面を紹介してくれた。それは、父親を亡くした方の話であった。葬儀の時に挨拶されたことを印象深く覚えているという。

　「私は生身の父と会うことはなくなりました。いろいろな思い出があるし、会って直接話をすることがないと思うと非常に寂しくもあり悲しい。けれども、ひとつ希望がある。それは、今まで多くの父にであってきたけれども、それは同時にであっていない父がたくさんいるということだと思う。これからは、そのであっていない父に遇い続ける日々を歩んでいきたいと思います」

　この言葉には多くの意味が含まれている。父親の死、それは別れである。しかし、葬儀において父親に縁のある人々に囲まれ、自分が知らなかった父親の姿や人となりを知ることができた。そして、家族には葬儀に来てくれた人々との繋がりが新たに始まり、またそこで知らない父親の姿に出遇っていくかもしれない。そして、いつかは、自らも老い父親と同じ年齢になる日が訪れる。そこで新たに出遇う父親の姿もあるということだ。

　それは、出遇いなおしであり、まさに亡き人の物語の受け止め直しである。そこに、葬儀という儀式がもつ大切な意味があり、亡き人を受け入れていく歩みがある。言い換えれば、亡き人が遺したメッセージを家族が受け止めていくことが弔いである。葬儀という形だけではなく、そこにある心を深く捉える必要がある。

1 ACPとは

2 ACPの現状

3 看取り・看取られの現状

4 「人生の最期」に携わる専門家の人々

5 自分自身の人生のシミュレーション

6 人生の後始末（死後の後始末）

付録 人生を自分らしく生き生きと生きるための手引き

（5）信頼できる僧侶とは

　今回、橋本氏とともに、昔から地域に存在した寺の僧侶（A住職）からも話を聞くことができた。その僧侶によると、昔は寺で葬儀をあげ、近所の人がその手伝いに行くという風習があったという。しかし、最近では葬儀の形態が変わり、業者にその儀式全般をゆだねるのが一般的になった現状がある。菩提寺[*2]は忘れ去られ葬儀という形のみが残っている状況だそうだ。こうした中で印象深く記憶に残る経験を話してくれた。

　それは、遠方に住む門徒（檀家）[*3]の家族が、ひとり暮らしの高齢者を引き取り、しばらくしてのことだったという。引き取った息子から、引き取られた高齢者が亡くなったという知らせを受けた。そして、法名（戒名）だけを希望された。「葬儀は、こちらで行うため、法名だけいただきたい、そして、FAXで送ってほしい」というものだったという。A住職は、それならば法名もそちらの寺院でつけてもらうことを提案したが、「葬儀業者が間に入り、それはできないので法名をFAXしてほしい」の一点張りだったそうだ。

　後に分かったことだが、業者が雇用している僧侶だったために寺院が存在しておらず、本山からの授与物（法名または戒名）を手に入れるためであった。体裁を取り繕うための葬儀に心を奪われると、それを商売としている者に大切な心の部分を感じてもらえないことがあるようだ。そうなると、本来の儀式として葬儀がもつ意味が失われてしまう。要するに、儀式としての体裁だけを重視し、形だけを取り繕ったとしても、あるいは心だけを大切にしたとしても、儀式がもつ大事な意味が失われてしまっては本末転倒になるということである。

　葬儀という場を、単なる通過儀礼や世間体のためのものとしてではなく、遺された者のレジリエンス（回復力）の場として期待する（願いをもつ）のであれば、信頼できる僧侶を選ぶことが重要になるという。橋本氏は、レジリエンスを、「遺された者が前に向かっていく力」とも説明された。肉体的にはその人がいなくなったという事実と、精神的（心や記憶の中）に存在し続けることの実態的生活

---

*2　菩提寺：家が代々帰依して葬式・追善供養などを営む寺。
*3　門徒：宗門を同じくする信徒。特に浄土真宗の信者。仏教一般では檀家と称する。

1 ACPとは

2 ACPの現状

3 看取り・看取られの現状

4 「人生の最期」に携わる専門家の人々

5 自分自身の人生のシミュレーション

6 人生の後始末（死後の後始末）

付録 人生を自分らしく生き生きと生きるための手引き

を取り戻していく。その大切な手立ての1つとして信頼できる僧侶に相談していくことが望ましいという。

しかし、信頼できる僧侶といっても、その見極めは一般的には困難である。菩提寺がない、あるいは遠方である場合のアドバイスとして、橋本氏は僧侶や葬儀に際して誰にでもできることを3つ教えてくれた。こうしたことを、参考にされても良いのではないだろうか。

○菩提寺がないのであれば、各宗派の地方におかれた事務所（宗務所・教務所等）などの窓口に相談する

○遠方でも菩提寺があるのであれば、家族のことなど実情を知っている地元の寺に相談する

○葬儀会社に任せきりにせず、宗派にあった僧侶を自ら依頼し、その僧侶と共に葬儀のありかたや今後について相談する

(6) 僧侶の立場で考えるACP

橋本氏は、人生全体を概観していくようなものが宗教に存在しているのではないかと話された。それは、気付きによってもたらされるものだという。人がびっくりする時、それは、必ず「慮外」のことである。すなわち思ってもみなかったことに触れた時、人は驚く。宗教的気づきとは、慮外のものに出遇うことであるという。

人はほとんどが自分の思いの中に生きており、思ってもいないところ、想定外のこと、慮外のこととしてあるのが宗教的な軸だそうだ。そういったものに出遇うこと、それが、ACPにおいては大事になるのではないかと考えておられた。自分の人生の終末をあらためて準備していこうと思った時、今までの人生の思いを良い意味でひっくり返すものとして宗教の教えにふれてみてほしいと語られていた。そして、織物を例えに、織物ではまず経糸を張らなければ、布を織ることができない。私たちの人生の様々な経験は、緯糸であり、それを貫いていく経糸になるものが、「経（お経）」、つまりは「教（教え）」だということを教えてくれた。

113

(7) 僧侶の立場で思う QOD とは

　人は死の期限がわかれば、それに対し準備をしていく。しかし、死はいつ訪れるかが分からない。浄土真宗の僧侶であり、日本最初期の宗教哲学者である清沢満之は、「生のみが我等にあらず、死も亦我等なり。我等は生死を並有するものなり」[1]と述べ、死に方を考えていくということは、本当の生き方とは何かを考えていくことであると説かれた。

　QOD というと、どうしても良し悪しの「質」を考えてしまうが、死に良し悪しはないのではないか。私たちはどれだけ準備しようとも、死に方を完全に選ぶことはできない。そこに私たちができることは、生き方の問題である。なぜ生きるのか……。それが、死を忘れない生き方であり、このことが「質」となり、QOD につながるのではないかと聞かせてくださった。言い換えれば、「本当の生き方とは何か」を忘れない生き方するという意味でもある。

(8) 豊かに生きる、人生を生き抜くとは……

　人生をより豊かに生きるには、自分を改めて死していく者として受け止めた時に、何を遺していくのかも考える必要があるということを、自身の生活を紹介しながら教えてくれた。死後何かを遺族に遺す時、一般的には社会生活を送る上で価値があるものが選ばれる。それは、お金や家、いわゆる財産である。しかし、これらを遺すことが、必ずしもいい結果をもたらすものではない。実はそれよりも大切なものがあるのではないだろうか。先に死していくものとして遺すべき大切なもの、それは、どのような境遇になろうとも自分の身を受け止めて生きていくことのできる「教え」であるという。橋本氏は、2人の娘と毎日、朝夕、御本尊の前に座り、親鸞の教えの言葉である『歎異抄[*4]』を繰り返し音読し、念仏をともに称え、阿弥陀様、親鸞様にあいさつをしているそうだ。そして、家族の間でも御本尊の前で互いにあいさつをすることを大事にしているという。喧嘩をし

---

*4　歎異抄：親鸞（1173～1262）の最後の直弟子である唯円が著した親鸞の語録。短い文章で構成されるが、現代でもたいへんな求心力を持つ書物として評価されている。

ようが、叱られようが、変わらずに、こうしたことを大事にしてきたことが、子たちの深い体験として身体に残っていく。そして、人生の困難に向き合わなければならなくなった時に、尋ねるべき教えとして、大切な軸になる。それが本当の意味での財産ではないか。その子たちもいずれ命を終えていく者であるとみた時、人生を貫くものに出遇ってほしい。そう思っているそうだ。実は、浄土真宗の門徒はそのようにして教えを伝えてきたのだという。朝夕の正信偈<small>（しょうしんげ）</small>*5のお勤めがそれにあたるのだそうだ。

　また、最後に自身が体験した病気について語ってくれた。それは、ある日突然訪れた。眼の中に黒い「し」という文字が現れたという。緑内障の疑いを指摘されていたため、視野が欠損しだすのではないかと、すごく不安になり、病院に行っていろいろな検査をした。医師から神妙な面持ちでこう言われたという。「結果からお伝えします。何の問題もありませんでした」と。命に影響はなく、生理的飛蚊症という、目の老化かからくる皺によるものだったそうだ。

　結果に安堵したが、聞く前の不安の中で1つ思ったことがあったという。それは、「片眼が見えなくなっていくのか。そうだとしたらなかなかつらいな」と思いつつも「不便にはなるがこの目で今までいろいろなものを見させていただいた」という思いであったという。それは性格といった個人的な資質からくる考え方ではなく、不便になっていく、老いていくということを受け止めるまなこができつつあるからだと感じたという。教えにふれてこなかった自分（そのままの自分）だったら、「こんなはずじゃない、なんとかして治せるはずだ」という思いしか持たなかっただろうとも語ってくれた。

　しかし、今、自分が不便になっていくこと、老いていくということを受け止める準備がすこしできたと感じているという。準備とは、毎日行っていることで、人生をみていくまなこを変化させていくことだと、この経験から強く感じたという。私たちは自分の人生を豊かに生き抜くため、死を（老いも病も）しっかりとみて、その死を通して、はじめて自分の人生に意味をもつことができるようにな

---

*5　正信偈のお勤め：浄土真宗の門徒は蓮如（1415〜1499）の時代から、毎日朝夕の勤めとして、阿弥陀如来を本尊として安置し、その前で親鸞の作った歌である「正信偈」と「和讃」を繰り返し読誦してきた。親鸞の言葉を繰り返し読むことでその教えを確かめ続けてきたのである。この慣習は現代の都市化の流れの中で急速に衰退してしまったが、今もなお大切にされている。

1　ACPとは

2　ACPの現状

3　看取り・看取られの現状

4　「人生の最期」に携わる専門家の人々

5　自分自身の人生のシミュレーション

6　人生の後始末（死後の後始末）

付録　人生を自分らしく生き生きと生きるための手引き

るのだと教えてくれた。

　人生を生き抜く準備は、毎日の小さな積み重ねによってできる。人生の中の都合のわるいことそれらすべてが、人生を生き抜くうえで大切である。豊かに生きるためにも、自身の人生を丁寧にみていく視点そのものが、その人の価値となっていくのである。

　今回、お忙しい中、貴重なお話をしてくださった橋本真様、地域の中で僧侶をされているA様には心からお礼を申し上げます。

引用文献

1）清沢満之：清沢満之全集〈第6巻〉精神主義、岩波書店、p. 111、2003.

② 納棺師の声

（1）納棺師について

　納棺師とは、亡くなられた方を棺に納めること、納棺をサポートするための専門の仕事をしている人のことである。「湯灌師」、「復元納棺師」、「おくりびと」などと呼ばれることもあるが、その資格は国家資格ではなく、呼名も厳格に規定、定義されたものはない。台湾においては、遺体に関する知識教育が医学基礎教育の中に取り入れられており、「遺体防腐士」や「遺体美容師」という公的な専門職資格があるようだ。

　わが国における納棺士の役割にはいくつかある。遺体をきれいに整え、故人や遺族が希望される衣装に着替える手伝いを行ったり、メイクを施す。時に、含み綿を使って表情を良くしたり、防腐液を使用して遺体の腐敗を抑えるなど、仕事の内容は亡くなられた方の状態や遺族の希望によっても変わる。さらに、場合によっては葬儀の進行を支援することもある。遺族が悔いを残すことなく故人を送

るために、遺族の心のケアという役割も担っている。とはいえ最大の役割は、最期のお別れの時まで故人が穏やかな表情や状態で保たれ、故人の尊厳を守ることである。

本項では、「納棺師」としての経験と、民間資格である「遺体感染管理士」の資格を持つ河本加奈絵氏にお答えいただいた内容と、看護師と遺体感染管理士の資格を持ち、自身の経験として祖父母の最期にふれ、文化（儀式）として地域に残る納棺と、納棺師による納棺にかかわった筆者の経験をもとに、人生の最期とACPやQODを考えていく上でのひとつの示唆をお示しできればと思う。

(2)「穏やかに眠っているだけのよう」だと感じられるケアが家族にもたらす力

河本氏は、主に亡くなられた方の湯灌や着替え、メイク、納棺などの役割を担ってきた。時に葬祭ディレクターと病院へ行き、死亡退院時に状態の良くない方には今後どのような症状が現れ変化していくのかを家族に伝え、葬儀までの日程を考えたり、遺体の処置法についてアドバイスを行っていたそうだ。

納棺師としてご家族に関わる時間はそう長くはなく、その中で故人の好きなメイクや髪型などについて家族からうかがうことを大切にされてきた。それは、布団や棺に安置されているお顔はずっと記憶に残るという自身の考えからであり、プロフェッショナルとしての信念からであったと想像する。どのような病気や事故で亡くなったとしても、「穏やかに眠っているだけのよう」だと残された方々が感じられるようなメイクや整顔を考えていたという。亡くなられた方の中には、病気などにより、髭や髪がのびた状態の方、お風呂に入ることが難しくシャンプーができなかったという方など、様々な状況の方がいる。こうした状況は、遺された家族にとっても心残りであることが多く、要望に可能な限り応えることができるように、ドライシャンプーや髪染め剤、髭剃り、爪切り、マニキュア、ウィッグなど考えられるもの全てを持参し、自宅や会葬場など希望のあった場所に足を運んでいたという。

一般的に看護師は病院における最期の場面に関わり、エンゼルケアと呼ばれる死後のケアを行うが、病院から退院された後の姿を再び見ること、関わることはない。しかし、わが国の医学・看護学における基礎教育では、遺体の変化を系統

117

的に学ぶ時間は確保されていない。そのため、死後、遺体に生じる変化に関する知識については自己研鑽の一部として獲得していくものであり、病院での最期のケアが十分ではないこともあるという。

　筆者の調査によると、遺体が穏やかな表情や姿であることは、残された家族のQOLやQOD*1に前向きな影響を与えることが明らかになっている。こうしたことからも分かるように、故人のみならず遺されたものにとっても納棺師の役割は非常に大きく、「おだやかに眠っているだけのよう」だと感じられるようなメイクや整顔などのケアは、故人の尊厳を守り、家族のグリーフ（悲嘆）の緩和にも大きく影響する。それと同時に、遺された家族のQOLやQODにも影響を与えることである。

　筆者は、2009年に父方の祖父を享年83歳で、2010年に父方の祖母を享年84歳で、2015年に母方の祖父を享年90歳で、2020年2月に母方の祖母を享年96歳で亡くしている。皆、自分たちが生まれ育った地域で最期まで過ごした。そして、父方の祖父母の葬儀については、地域に残された伝統的な儀式のかたちで葬儀を執り行った。今ではわが国のほとんどの地域で見られなくなってしまった、「土葬」という弔いのかたちである。これは、犯罪ではなく、歴とした地域に残る文化であり、正式な儀式の形である。葬儀はすべて親戚や地域に残る与力制度のなかで皆の協力を得て行われる。そこに業者は一切関与しない。すべてのことが、昔からの言い伝えとして引き継がれ、残されてきたかたちがあり、書物に記されたものがあるわけではない。筆者は姉と共に祖父や祖母の最期の着替えを行った。介護福祉士として福祉に従事する姉と、看護師である筆者、そこには文化として残されたかたちだけではなく、我々がもつ専門知識が生かされたこと、何の抵抗もなく家族として祖父母への最期の関わりをしたことは言うまでもない。その後、葬儀まで家で祖父や祖母をみることになる。筆者は死者を数日にわたり家で見続けた経験はあった。しかしそれは、幼き日のかすかな記憶にすぎず、祖母の時ほど亡骸の変化を意識したことはなかった。祖母が亡くなったのは、9月であった。まだ厳しい暑さが残っており、田舎の家にはクーラーも存在せず、ドラ

---

*1　QOD（Quality of Dying）：一般的に死のあり方や死を迎えるときのあり方と説明されるが、筆者はQODについて研究し、「死の瞬間でも、死にゆく過程でもなく、いかに満足して死をむかえるかという生きる過程の延長線上にある質」と捉えている。

1 ACPとは

2 ACPの現状

3 看取り・看取られの現状

4 「人生の最期」に携わる専門家の人々

5 自分自身の人生のシミュレーション

6 人生の後始末（死後の後始末）

付録 人生を自分らしく生き生きと生きるための手引き

イアイスが小さくなるスピードがゆっくりではなかったことを覚えている。口唇をはじめとする皮膚の乾燥など祖母に現れる変化は少なくはなかった。多少の知識と経験を持つとはいえ、専門的な用具をもっているわけではない。手元にあるリップクリームをつけたり、家にあるもので私たちができることを行った。それは、乾燥を止めたいという思いではなく、家族として、祖母に最期まで穏やかな表情であってほしいと願う孫としての気持ちからであったように思う。

(3) 自分らしい最期をおくるための準備

　河本氏によると、年配の方のなかには、善光寺の経帷子*2を用意されている方がいるという。最期に身につける衣装、それは、皆、同じではない。自由であってよい。筆者も看護師をしていると、趣味だった卓球のユニフォームを着させてあげたい、好きだった色の服を着させてあげたい、この帽子をいつもかぶっていたからと持参された家族や、海外の国籍を持つ方の最期に関わった際には、民族衣装を身につけさせてあげたいと希望されたことがあったことを思い出す。また、筆者の母方の祖母は生前、母に対し最期は留袖を着させてほしいと伝えていたことや、母は何度も四国八十八ヶ所参りをし、4人の祖父母に四国八十八ヶ所御朱印白衣を着させてあげたいと準備していたことを覚えている。

　河本氏には、ACPやQODを考える上で印象に残っていることがあるという。それは、60代で亡くなられた女性に関わった時のことだという。「私が死んだらこの服を着せて下さい。化粧品はこれ、口紅はこれ」とエンディングノートに細かく丁寧に記しておられたそうだ。遺される家族が男性だけになるため、ご自分の好みをしたためておかれたのではないかという。もしかすると、遺された家族が困ることがないようにという思いもあったかもしれない。また、本人の思い通りの姿で逝く準備を整え、旅立たれたことに対し家族も喜ばれたそうだ。

　エンディングノートとは、自分に万が一のことが起こった時に備え、あらかじめ家族やまわりの人に伝えたいことを書き留めておくノートや手紙のことを指し、その形式は自由であり、法的な効力もない。2012年に経済産業省が発表し

---

*2　経帷子：故人に着せる白い着物。死装束の1つ。

た"安心と信頼のある「ライフエンディング・ステージ」の創出に向けた普及啓発に関する研究会報告書〜よりよく「いきる」、よりよく「おくる」〜"[1] によると、エンディングノートの作成経験・意向は、70代では、「すでに書いてある」「いずれ書くつもりである」を合わせると59.2%と半数を超えている。またそれは、30代でも34.9%と比較的若い年齢であってもエンディングノートに対する関心があることがわかる。

　河本氏は、エンディングノートは一般の書店、インターネットで簡単に購入ができるものであり、健康なうちから家族で楽しみながら描いていく、その都度、更新していけるとよいと思うと教えてくれた。自分の思いや希望など内的なものを記録するものであるが、それは遺される家族にとっても意味のあるものであり、大切な人と一緒に完成させていくことは良いことではないだろうか。

（4）納棺師の立場からみた、遺された方の苦悩と ACP への示唆

　納棺師は、メイクや整顔を一度行ったら終わりというわけではない。河本氏も、葬儀までの間に故人のメイク直しに伺っていたそうだ。その際、家族から、延命についてこれで良かったのかわからない、故人と話ができるうちに聞いておけば良かったという話をきいたり、悩まれている家族に出会うことがあったという。

　筆者は、母方の祖父母を亡くした際、納棺師の方に関わっていただいた。祖父や祖母を前にしながら、きれいに整えていただく姿に触れると、その場にいた孫である筆者は、ついつぶやきたくなった。「もっとはやく来てあげていたらよかったね」「もっとそばにいてあげたかった」「つらくなかった？さみしかったよね？」「ごめんね」「遅くなってしまって……」と。まるで、穏やかに眠っているだけのようだと感じられる姿、この姿を取り戻してくださった納棺師に対し、筆者の場合こころがひらいていったように記憶する。納棺師につぶやきながら、祖父母と最期の会話をしていたような気がする。

　河本氏によると、健康な状態では、医療や介護、延命などのことについて、考えたくない人の方が多いのではないかという。しかし、もし自分や家族が生命の危機といわれるような状態になった時、後悔しないためにも今のうちに自分の意思を家族で話し合っておいてほしいと願っておられた。それは、大切な人を亡く

1 ACPとは

2 ACPの現状

3 看取り・看取られの現状

4 「人生の最期」に携わる専門家の人々

5 自分自身の人生のシミュレーション

6 人生の後始末（死後の後始末）

付録 人生を自分らしく生き生きと生きるための手引き

してから、また葬儀後、医療や介護、延命について心残りがある遺族に出会うこと、それが少なくはないからだ。やはり、意思疎通ができるうちに自らが判断できなくなった場合に備え、生命維持装置などによる延命治療に対して自分はどのようにして欲しいかを考えておくことは大切なことであり、このリビングウィル*3 は、患者側も家族側も考えておきたいことだと願っておられた。さらに、この話し合いは、病気になってからではなく、健康なうちから行っていかなければ、なかなか実現できないことではないかとも言われていた。葬儀についての生前相談があるように、医療・介護・延命などについても同じように相談できる場があっても良いのではないだろうか。そんな言葉を最後に残してくれた。

　お忙しい中、貴重な経験を教えてくださった河本加奈絵氏には、この場を借りて深く御礼申し上げます。

引用文献

1) 経済産業省商務情報政策局サービス政策課サービス産業室：安心と信頼のある「ライフエンディング・ステージ」の創出に向けた普及啓発に関する研究会報告書〜よりよく「いきる」、よりよく「おくる」〜, 経済産業省, 2012.

＊3　リビングウィル：自らが判断できなくなった場合に備え、生命維持装置などによる延命治療に対して自分はどのようにして欲しいかを意思表明しておくこと、あらかじめ準備した文書のこと。

③ 弁護士の声

弁護士は、基本的人権を擁護し、社会正義を実現することを使命とし、その役割を担っている。日本弁護士連合会*1 によれば、弁護士の役割は、"社会で生活するみなさんの「事件」や「紛争」について、法律の専門家として適切な予防方法や対処方法、解決策をアドバイスする「社会生活上の医師」"であると示されている。

本章で「人生の最期」に携わるひとりとして弁護士を取り上げた理由として、死後に自分の意思を反映させる手段としての遺言書作成や、精神上の障害によって判断能力が十分ではなくなってしまった人を守るための成年後見制度に携わるなど、少なからずクライアントの「人生の最期」に関わりがある専門職者であろうと捉えたからである。

竹内は、患者・家族の意思決定を支援するコミュニケーションのなかで、終わりを前提に残された時間をどう過ごすかではなく、これからの生き方のなかに終わりがあるという考えが大切であると述べている[1]。ACPにおける意思決定に欠かせないものは本人の価値観や希望であり、それを意思決定支援者と共有することから始まる[2]。

この意思決定支援者は主に医療従事者が想定されるが、広義の意味でACPを捉えるとすれば、そこには医療従事者だけでなく、ひとの人生に関わるあらゆる専門職者も関与しており、弁護士もその一役を担っていると考えることができるであろう。そこで、弁護士15年のキャリアをもつS氏の語りから、弁護士という専門職者として「人生の最期」にどのように携わっているのかを、ACP・QODの観点から読み解きたいと思う。

• •

弁護士として、人生の最期ということに関わることといえば……私の場合は成年後見人*2 として関わることがあります。ほとんどは判断能力がなくなってからの

---

*1　日本弁護士連合会ホームページ https://www.nichibenren.or.jp
*2　成年後見人：判断能力が衰えた人が不利益を受けないよう、本人に代わって財産管理や身上管理を行う人のことである。

付き合いで……身寄りのない人の成年後見人となる場合が特に多いです。身寄りのある人の場合、親族間でのもめ事がなければ親族が後見人になりますので、子どもがいない人、生涯独身の人、そういう人の成年後見人に弁護士がなるというのが主です。

　基本的には、本人や親族の申立*3 や、市町村長申立*4 があり、それから弁護士会を通じて選任されたり、または、高齢者施設に入所される際に施設などから紹介されて申立の依頼を受けて、そのまま成年後見人になる場合があります。

　市長村申立の場合は基本的に身寄りのない人が多いですね。そういう人が判断能力のなくなった場合、申立てを自分ではできないので、その人に代わって市町村長が申立てを行います。身寄りのない人は財産管理をする人もいないですし。あとは虐待を受けている人もいます。親族から虐待を受けていたり、親族が本人の年金を使い込んだとか、そういうケースだと市町村長が成年後見の申立てを行って、財産をきちんと管理しましょうということになる。

　これまでの話は法定後見人の話ですが、任意後見制度*5 というものもあります。それは、判断能力があるうちに契約をして、判断能力がなくなったら後見人になるという制度です。その制度を使って任意後見人になった場合ですと、例えば身寄りのない人などは、判断能力があるうちに終末期をどうしてほしいとか、そういう話は事前にしておけると思います。しかし、この制度はあまり浸透していませんので、知らない人も多いと思います。実際、任意後見制度はあまり使われていないですね。

Q これまでの経験で介入に苦慮したことや介入が難しいケースはありますか？

　弁護士が成年後見人になる場合に困るのは、医療で侵襲を伴う処置や手術がある時です。成年後見人には同意権がありませんから、医師から「手術しないとい

*3　本人や親族の申立：法定後見制度の利用し成年後見人を選任してもらうためには、家庭裁判所に申立てを行う必要がある。
*4　市町村長申立：成年後見制度の利用が必要な状況であるにもかかわらず、本人や家族が申立を行うことが難しい場合などは市町村長が申し立てすることができる。
*5　任意後見制度：将来判断能力が不十分となった時の財産管理などに備えるための制度であり、判断能力があるうちに契約を結び、自分の意思で後見人を選ぶことができる。

けないので同意書に署名をしてもらえますか」と言われても、基本的に権限がないからできません。ですから、それはお医者さんの判断でお願いしますとお伝えします。判断能力がなくても、中にはある程度話がわかる方もいらっしゃいますので、その場合は医師から説明してもらって、本人が納得した形で医療を受けてもらっています。

　例えば、その本人が体調崩して病院に運ばれたりした時に、成年後見人が病院から呼ばれます。それで手術ということになれば、同意書が必要になりますよね。その手術によってどういう後遺症が残る可能性もありますという説明を受けて、手術を受けるという同意は、その人の子どもだったらできますよね。子どもが同意すれば、本人に判断能力がなくても手術を受けられる……でも、私たちが成年後見人になった場合には、同意の権限がないわけです。なかには、医療者から今後の延命処置をどうしますかと言われたりすることもあります。しかし、延命処置をどうするかについても基本的には決められませんから、医師の判断に任せますと言わざるを得ません。わかってくれている医師もいますが、なぜ同意書が書けないのかと言われたりする場合もあります。成年後見人なのに、なぜできないのかと。そう言われると、それは範囲を超えているんですと伝えるしかありません。

　また、例えば胃ろうを造るのかどうかという時にも、本人に判断能力ない場合には決められません。あるケースの場合、当人が入所されていた施設のスタッフからは、「胃ろうの方でも受け入れられます」と言われましたが、私には判断できず、その時は、何とか甥っ子さんに繋ぐことができ、判断してもらえたことがありました。

　また、任意後見人と終末期の医療行為やケアの選択を決めておく場合についてです。輸血はしないでおいてほしいといったことだけではなく、もっと手前の段階で治療はやめてほしいということを本人が事前に（弁護士に）伝えていたとして、私がそれを医師に伝えることはできますが、はたしてそうしてもらえるのかどうか。例えば、ここまで治療するというラインがあるとして、それより前で本人はやめてほしいという希望がある場合、弁護士が任意後見人として医師にその希望を伝えたら、どうされるのか。親族が家族会議で決めた意向であれば、医師

1 ACPとは

2 ACPの現状

3 看取り・看取られの現状

4 「人生の最期」に携わる専門家の人々

5 自分自身の人生のシミュレーション

6 人生の後始末（死後の後始末）

付録 人生を自分らしく生き生きと生きるための手引き

はそれを尊重しますよね。しかし、それは親族の意見であって、本人の意向ではないこともあります。では、本人の意向を尊重している後見人である弁護士の発言は尊重されるのか、というと疑問です。本人と弁護士が（任意後見の）契約をしていたとしても、それはそこだけの話になります。もともと終末期医療の判断に対しての同意権がなく法的根拠もないですから、その通りでなくても何の問題もないわけです。成年後見人である弁護士が、本人は延命をしないでほしいと言っていましたと伝えても、家族や親族がどうしても（延命処置を）してほしいと言われれば、その家族の意見が通ります。家族や親族が誰もいない人でしたら、弁護士の発言は影響力があるかもしれません。

Q その他に、死後に関わるような役割はありますか？

　遺言書作成は基本的に亡くなった後にどうするかという話になります。もちろん、成年後見人がついたら遺言書作成は難しい。判断能力がないわけですから。その時に書いても基本的に無効になることが多いです。

　遺言書作成の場合、亡くなった後に自分の財産はどうするか、どうしたいのかといったことは考えます。しかし、考えてみれば、死後の財産管理についての意思と、生前の医療処置の選択の意思は、重要性としては同じことだと思います。判断能力がなくなってからでは、自分では医療処置の選択は決められないわけですから、それを生前に考えておくということについては、遺言書で財産のことを考えておくことと一緒だと思います。本人はあまり意識していませんが、基本的な考え方、必要性は一緒だと思います。

　どちらかと言うと任意後見契約の場合を考えます。任意後見契約をする人は結構先のことも考えていますので、認知症になった時は任意後見人になってほしい、亡くなった時は遺言を執行してほしい、といったことをセットにして考えている人もいます。必ずしもみんな判断能力がなくなるというわけではないですが、人が亡くなるのは絶対ですから、そういう意味では、遺言は考えないといけないと思っている人も多いです。任意後見に関しては、大丈夫だろうと思って任意後見契約をしようと思っていない人のほうが多いです。

　また、弁護士の業務として、死後の事務処理の契約があります。例えば死後に

お骨をどうしてほしい、財産をどうしてほしい、所有の建物をどうしてほしいといったことを聞き、事前にそのことについて契約をしておく死後事務委任契約*6というのは弁護士としてできる業務です。

Q 「人生の最期」を見据えて当人にどのような準備があれば良いと考えますか？

例えば、チェック表みたいなものがあれば良いのかもしれません。終末期にどういった判断を求められるのか分かりませんから、こういった医療処置を希望する希望しないといったチェックリストのようなものがあれば、イメージがわきます。それを本人が持っていれば良いですし、自分で判断できなくなった時に、自分がどういう処置や治療を希望するのかを示すことができればと思います。

事前に、遺言書作成の際など終末期医療について意思を示すことができるようなものがあれば良いのかもしれません。（準備をしておこうという）気持ちはあっても、そういう知識がないですから……、私たちもその必要性をあまり考えていませんし、そういったことをもっと社会に示していけば、より考えるのかもしれません。

また、本人がこのような治療行為を望んでいますという希望を書面で書いて既成事実を作っておけば、何かあった時に「実は本人からこのような希望を伺っています、このようにしてあげてください」と後見人である弁護士から伝えることはできることかもしれません。しかし、そこに法的根拠はありませんから、そこに弁護士が介入して良いのかどうかという問題はあります。その人の言葉を代弁していることにはなりますが。

・・・・・・・・・・・・・・・・・・・・・・・・・・・・

厚生労働省の報告によれば、任意後見制度の利用者数は年々増加しており、2017年度では約21万人が利用している[3)]。成年後見人等と本人の関係でいえば、親族以外の第三者（弁護士・司法書士など）が選任されたものが全体の4分の3

---

*6　死後事務委任契約：自身の死後の葬儀や埋葬等に関する手続きを行うための代理権を第三者に与え、死後の事務処理を委託する契約である。受任者はクライアントの知人などのほかに弁護士が委任される場合もある。

を占めている。また、全体の約2割が市町村長申立てであり、増加傾向にあると
いわれている。しかし、弁護士S氏によれば、まだ任意後見制度の認知度は低い。
任意後見の場合、判断能力があるうちに契約するため、事前に終末期における医
療行為やケアなどへの希望や意思を確認することができるものの、実際には、そ
の効力は不確かなようである。一般的には、本人の自己決定による事前準備性と
いう要素から、任意後見は法定後見に比べて、自己決定（本人意思）の尊重とい
う理念により適合的であるとされている[4]。しかし、医療行為やケアに関する自
己決定について、その執行に法的強制力はない。

　S氏は、任意後見人である弁護士による当人の意向の代弁よりも、親族の意向
が尊重されやすいことから倫理的ジレンマを感じている。家族が決めたからと
いって、その判断が常に正しいとは限らない。実際、法的には、医療への同意は、
本人の一身専属的法益への侵害に対する承認であり、法的行為ではないと考えら
れているため、家族等による同意は本人の同意権の代行にすぎず、第三者（家族）
に同意権を付与しているものではないと考えられている[5]。しかし、現状として、
判断能力のない当人の後見人が親族でない場合、「家族の代理判断」に委ねられる
ケースが多いのではないだろうか。ここで医療従事者が留意したいのは、当人の
自己決定をどう尊重するのかについて、医師だけでなく、当人の医療に携わる多
職種間で十分話し合うことである。ACPは、倫理的視点から、患者の自律Auton-
omyの尊重、倫理的に適切な意思決定プロセス（代理判断）の実践、および多職
種協働的意思決定支援とコンセンサスを得るためのコミュニケーションによって
関係者間の意見の不一致コンフリクトを減らすことに寄与する[6]。すでに、当人
自身が自己決定を行えない状況下では、任意後見人、親族および医療従事者間で
のコンセンサスは重要となる。本人不在のまま、つまり本人の価値観や意向・考
え方を尊重しないまま、終末期における医療行為やケアが行われないよう十分な
配慮が必要である。稲葉は「代弁すること」とは文字どおり「代弁する」という
意味（本人に代わって）ではなく、本人の意思の沿って進めるという意味になる
と述べている[7]。この"本人の意思"をどこまで明確にしておくべきかどうかは
課題であると言える。

　わが国では、終末期ケアについて患者・家族と医療従事者が話し合うプロセス
であるACPが推奨されているが、アメリカやフランスなどの欧米諸国のように事

1 ACPとは

2 ACPの現状

3 看取り・看取られの現状

4 「人生の最期」に携わる専門家の人々

5 自分自身の人生のシミュレーション

6 人生の後始末（死後の後始末）

付録 人生を自分らしく生き生きと生きるための手引き

前指示書が法制化されてはおらず、意思決定を書面に残すという取り組みには至っていない。フランスでは、2016年に「終末期にある者のための新しい権利を創設する法律」: レオネッティ法を改正し、継続的で深いセデーションの合法化と事前指示書を強化した「クレス・レオネッティ2016年法」が制定されている[8]。篠田によれば、フランス国民の約半数が終末期ケア法による事前指示書の対策を認知しているものの、51%がその作成を拒否しており、「そのような将来を考えたくない」という回答が33%を示したことが報告されているという[8]。積極的に終末期ケアの意思決定支援を法制化している諸国であっても、そのような国民の意見が多いことは興味深い。日本においては、ACPや事前指示書のデータベース化の動きはみられていないが、篠田は、データベース化すると、ACPや事前指示書が一人歩きしてしまい、意思決定支援が形骸化する危険性を指摘している[8]。厚生労働省[9]による調査によれば、意思表示の書面をあらかじめ作成しておくという考え方について賛成している国民の割合は66%であるにも関わらず、意思表示の書面に従った治療を行うことを法律で定めることについて、「定めてほしい」が約2割、「定めなくてよい」が約4割であった。現状を踏まえると、事前指示書のような法制化されたものでなくとも、S氏が述べているように、弁護士が携わる遺言書作成や任意後見契約において、終末期における医療行為やケアに対する自己決定について考えるツールとなるようなものを活用することも、自己決定を尊重する上での一案である。亀井は、法律家は医療の臨床現場から離れたところにいるため、臨床現場で刻々と変化する様々な状況を意識することには疎いことを指摘している[10]。そして、医療に関する意思決定を行う際には、医療に関する知識や、今度の生活でどのような人生の選択の場面があるのか、本人を取り巻く環境はどのようであるかについて、現状認識や予備知識が不可欠となると主張している。S氏が、「知識がないから私たちもその必要性をあまり考えてない」と述べていることからも、医療従事者でない「人生の最期」に携わる専門家に対して、終末期における医療行為やケアに関しての認知度を高めることが求められていると言える。

　坂本は、単身高齢者が意思決定困難となった場合に治療をどのように実施していくのかなどについて、より詰めた議論が求められており、重要なのは近親者との間で「思い」「考え」「価値観」を共有しておくことであると主張している[11]。

1 ACPとは

2 ACPの現状

3 看取り・看取られの現状

4 「人生の最期」に携わる専門家の人々

5 自分自身の人生のシミュレーション

6 人生の後始末（死後の後始末）

付録 人生を自分らしく生き生きと生きるための手引き

もし、弁護士といった専門家と任意後見契約を結んでいる場合であれば、親族、知人など近親者とだけでなく、任意後見人である専門家とも共有を図ることが重要である。それには医療行為が必要となる前段階で、当人の意向を明確にしておくべきであり、そのためには終末期に求められる医療行為やケアなどについて社会に広く認知される必要がある。社会での認知度が高まることで、弁護士は法律の専門家として、クライアントの人生の最期における自己決定支援を充実させることができるのではないだろうか。

引用文献

1) 竹内千恵子：患者・家族の意思決定を支援するコミュニケーション，角田ますみ（編著），患者・家族に寄り添うアドバンス・ケア・プランニング－医療・介護・福祉・地域みんなで支える意思決定のための実践ガイド－，メジカルフレンド社，東京，2019.
2) 角田ますみ：アドバンス・ケア・プランニング（ACP）を行うための考え方や必要なスキル、具体体な進め方，角田ますみ（編著），患者・家族に寄り添うアドバンス・ケア・プランニング－医療・介護・福祉・地域みんなで支える意思決定のための実践ガイド－，メジカルフレンド社，東京，2019.
3) 厚生労働省：成年後見制度の現状，2018. https://www.mhlw.go.jp/file/06-Seisakujouhou-12000000-Shakaiengokyoku-Shakai/genjyou30.5.2_2.pdf
4) 上山　泰：任意後見契約の優越的地位の限界について，筑波ロー・ジャーナル，11（3），97-132，2012.
5) 箕岡真子：「臨床倫理」へのいざない，検査・治療方針決定における「自己決定」と「家族による代理判断」の倫理的意義のちがい，日本消化器がん検診学会雑誌56, 841, 2018.
6) 箕岡真子：「臨床倫理」へのいざない，ACP（アドバンスケアプラニング）とDNAR指示，老年看護学，23巻（2），28-33, 2019.
7) 稲葉一人：アドバンス・ケア・プランニング(ACP)Q&A，地域包括ケアシステムを活かすACP実践と組織づくり，ACPの法律的側面に関する質疑応答『代弁者』と『代弁すること』について（Q&A），Geriatric Medicine，58（1）79-82, 2020.
8) 篠田道子：フランス・イタリアにおける終末期ケアの意思決定支援，Journal social Welfare, Nihon Fukushi University，142，99-112, 2020.
9) 厚生労働省：人生の最終段階における医療に関する意識調査報告書，2018.
https://www.mhlw.go.jp/toukei/list/dl/saisyuiryo_a_h29.pdf
10) 亀井隆太：アメリカ法律家協会・高齢化と法委員会「弁護士のための事前指示書カウンセリングガイド」について，Journal of Studies on Humanities and Public Affairs of Chiba University，38，255-264, 2019.
11) 坂本はと恵：高齢がん患者への意思決定支援，がん専門病院における取り組みから－総合医学会報告 シンポジウム 医療現場における患者・家族への意思決定支援：少子高齢化社会の到来を見据えて－，国立医療学会誌，72(3), 126-130, 2018.

④ ファイナンシャルプランナーの声

　ファイナンシャルプランナー（FP）とは、顧客に対し資金に関する情報を分析し、人生を通したライフプランとともに考え、資金に関する問題を解決する支援を行う役割を担っている。資金計画に関するアドバイスを行うことから、主には生命保険会社社員がその資格を有している場合が多い。

　FP は顧客の資金運用に関する職種であることから、人生の最終段階における医療・ケアについて話し合いを主眼とする ACP に関わる職種としては遠い存在のように思える。しかし、前述した弁護士の役割と同様、本人の価値観や希望を尊重し、ひとの人生に関する資金についての意思決定を支援する立場として、ACP に関与する専門職者と捉えることができるであろう。

　ACP の愛称として「人生会議」という名称が示されたのは 2018 年のことである。厚生労働省は、人生会議の普及・啓発を行い、その名は世に認識されるようになった。皮肉にも、その啓発のために公開したポスターが患者団体から批判を受け、掲載を停止したことで話題となったことも、世間に認識されるようになった一因である。

　日本文化において、死を語ることは "縁起でもない" ことであり、ましてや死を見据えた上でそれに必要となるお金について語るなどはタブー視され気軽には発言できない。一方で、日本は保険大国とも言われており、日本の生命保険加入者は全世帯の約 9 割にのぼるとの報告[*1] がある。加入の目的としては、「医療費や入院費のため」「万一の時の家族の生活保障のため」が半数を占めている。自らや家族の病気などにかかる資金の備えとして生命保険に加入している人は多いものの、現実味をもって死を見据えた生活のあり方を考えるとなると、高い壁が立ちはだかっているように思える。

　話を戻すと、FP は顧客の資金計画をアドバイスしながら、広義の意味での人生会議を行っていると捉えることができるのではないだろうか。そこで、FP および生命保険会社社員として 11 年のキャリアをもつ Y 氏の語りから、人生における

---

*1　平成 30 年度生命保険に関する全国実態調査速報版 https://www.jili.or.jp/press/2018/pdf/h30_zenkoku.pdf

資産運用の専門職者として「人生の最期」にどのように携わっているのかを、ACP・QOD の観点から読み解きたいと思う。

・・・・・・・・・・・・・・・・・・・・・・・・・・・・・・・・・・・・・

　FP ですので、お金の話が中心になります。人生の最期に関わるお金のことについても、日本人は死に対して目を伏せたがるので、それを話し合う会議にもなかなか至らないこともあります。例えば、心配しているのは息子さんや娘さん、場合によってはお嫁さんであったりしますが、当の本人に、そろそろ最期のことを話そうとは言いにくい。では、どういう時にお年寄りの方が腹を割って話し始めるかと言うと、体調を崩した時や少し身体が弱ってきた時、あとは認知症の疑いが出てきた時に、さすがにはっきりしておきましょうということになり、初めて会議のステージにあがれます。内心、家族としては思っていることがあっても、言い出せないことって多々あるんですよ。

　人生の最期について、その終わり方を考えた時に、今入っている保険の受取人の設定が本当に正しいのか、（生命保険に）契約してから何十年も経ってる場合もあります。はたしてその契約内容がきちんと合っているのかどうかというと……年配の方ですと割と状況が変わっている可能性が高く、残す金額が妥当なのか、場合によってはもう（契約期間が）切れていて保険に入ってない状態ということが割と多いです。

　最終 80 歳までしか更新できないという保険に入っていたり、それに 85 歳になって気づくこともあります。もちろん、保険の担当者がきちんとしていたら事前に連絡しますが、日本の保険業界は昔から契約しっぱなしで、担当者がほったらかしということもありますから、昔に入った保険が切れてるということにも気づいていないこともあります。

　一生涯の保険だと思っていたけれども、いざ何かの機会に私たち FP と出会って、一旦証券を整理しましょうとなった場合、全部（保険契約が）切れているというケースもあります。証券は捨てていないので全部あるんですが、一切保障されていないということが結構あるんですよ。では、今から、80 歳とか 85 歳の人

1 ACP とは

2 ACP の現状

3 看取り・看取られの現状

4 「人生の最期」に携わる専門家の人々

5 自分自身の人生のシミュレーション

6 人生の後始末（死後の後始末）

付録 人生を自分らしく生き生きと生きるための手引き

が保険に入れるのか入れないのかという問題がありますし、保険が使えないのであれば他の手段を考えなければいけない。

　死後に不動産が残るとか預貯金が残るっていうことは、誰でもあり得ることですから、親族ではない第三者である私たち FP が間に入って、言いにくいこともお互い話してもらわないといけないことがあります。会議の進行役になるという感じでしょうか。なかなか親子や孫たちと腹を割ってお金のこととか財産のことを言いにくいですが、それを私たちが間に入ることによって、こちらから聞き出さないといけない。

　そういう相談は主には子の世代、遺される側からの相談が多いです。例えば、「うちのお父さんにそろそろこういう話がしたいけれど、どうしても話しにくい」という場合、自分たちも保険を見直すから、ご両親の保険も整理がてら一回見直してみましょうという場をこちらから演出して作らないといけないこともあります。なかなか実際には、年配の方から「自分の財産や保険のことについて、息子や娘たちと話をしたい」と言われるケースはほぼありません。やはり遺される側からのプッシュがほとんどですね。

Ｑ 病気になってからの相談が多いですか？

　ある程度の覚悟というか、自分が本当に弱ったというのを実感して、初めて息子の話を一回聞いてみようかとか、息子が連れてくる専門家に一回会ってみようかなというケースが多いですね。それまでは、本人はやっぱり元気で死なないと思っていますし、呆けないと思っていますし、あまり保険の話をしたがらない。特に自分の財産とかを公にすると、それを期待するのではないかと思う人もいます。

　割と 40 代、50 代の人の方が、人生の最期のための準備のことを考えていることが多いです。時代的な問題もあり、今の 70 代・80 代ぐらいの人は保険に関する知識が薄いケースが多いです。保険は高くて騙されるとか、自分なんて税理士や弁護士は一生縁がないとか、死んだ後はどうにでもなるだろうとか……、そう思っている人が多いですね。しかし、現代は情報が溢れていますし、誰でもイ

ンターネットで相続のことなど検索できますから、今の若い人の方がいろんな情報をたくさん持っていて、あまり抵抗感はありません。年配の人の方が、うちには関係ないという思いをもたれていて、資産のことを話題に出すことについて毛嫌いしがちです。若い世代の方が身近に弁護士や税理士、司法書士など、ネットですぐに検索できますし、情報がたくさんありますから……（人生の最期のための準備に）不安をもっている人が多いですね。それで、両親に話がしたいけれど聞いてくれない、突っぱねられるというケースがほとんどです。

❓ 「人生最期」を見据えて、当人にどのような準備があればよいと考えますか？

　もし、家族間で集まって会議する場合には、可能であれば保険の証券を出したり、株とか投資信託などをやっているのかや、預金残高はどうなのかなど、そういったことをオープンにしておくことですね。あと、私たちがサポートできるとしたら、今住んでいる家の評価など、法務局に行けば謄本は誰でも見られますから、時価も調べて、もし手放すとなったら評価額がどの程度なのかはある程度提示することもできます。本人たちが家族で話し合うのにあたって準備することとすれば、持っている資料はできるだけまとめておくことですね、あと、お互いの希望をきちんととまとめておくこと。実はこれが一番大事で、例えば、親は自分が亡くなった後、残ったこの家に息子や娘に住んでもらいたいと思っているかもしれないですが、子どもたちは今の生活があり、子どもが通っている校区のこともあったり、簡単に引っ越せない、田舎に帰りたくないといった、いろんな事情があります。親は今の家を残してあげたら住めると思っているが、子どもたちは欲しくないと思っているというケースもあります。ですから、お互いきちんと希望を明確にしておく必要があります。

　（FPの仕事は）お金のこと以外でもあらゆることに関わります。税金については、税法上明確な細かい税金の計算はできませんが、一般的な概算だとある程度は説明できますし、不動産もある程度は説明できます。例えば近所の売買履歴についてインターネットで探せば分かりますので、おおよそ同じくらいの大きさの家だと去年であればこれぐらいで売れた実績がありますとか、それくらいは誰で

1 ACPとは

2 ACPの現状

3 看取り・看取られの現状

4 「人生の最期」に携わる専門家の人々

5 自分自身の人生のシミュレーション

6 人生の後始末（死後の後始末）

付録 人生を自分らしく生き生きと生きるための手引き

もできますから。広く浅くですが、トータルでいろんなことについてお話を聞いて、不動産の査定が必要となれば不動産屋を紹介しますし、税理士の介入が必要であれば税理士を紹介します。家の名義が亡くなったおじいさまのままということもありますので、その場合は司法書士を紹介し、まず名義を変えないといけないということもあります。広く浅く全体を見据えた上で、後は各資格を持つ専門職に振るということになります。結局のところ、FPができることは何もないんです。そのなかで、保険業をしながらFPをしている場合は保険のことを話できますが、保険業でないFPですと、そのことも他に振らないといけません。滅多にないことですが。

　FPの資格は、もちろん試験に合格しなければ取れない資格ですが、お金のことだけでなく、不動産のことや税金のこと、法律のことなど、だいたいのことは全部抑えています。幅広く様々な知識をもっていますので、まず私たちを窓口にしてもらえれば、後は専門家に振ることができるんです。

　なかにはいろんなケースがあり、資産家で代々相続している人は、すでに弁護士や税理士がついている場合もありますし、信託銀行などと付き合いがあれば銀行からそろそろ考えた方がいいのではないかと言われる場合もあります。稀にですが、私たちみたいな保険業者との付き合いから、相談を受ける場合もあります。入口は様々ですね。その他には、「銀行からこういうことを提案されているけど、本当に正しいのかな」というセカンドオピニオン的な相談もあります。

　あとは二次相続の問題も多々あります。おじいさまが亡くなって、家族が大変な目にあうケースです。誰も知らない証券が出てくる、株は大損している、誰も知らない別荘を持っていたなど、亡くなってから整理していたらいろいろ出てきて……遺されたものが大変な思いをする場合があります。それでこりごりになり、次におばあさまが亡くなる時にはこういうことがないようにと、家族が一致団結して、おばあさまの二次相続対策をするということも結構あります。

　亡くなってからの対応は本当に大変です。財産があればいいですが、実はなかったり、逆にありすぎて相続税が大変なことになるなど。一回そういう大変な思いをした人は、次はきちんとするんですよ。代々資産家の人は自分も経験して

1 ACPとは

2 ACPの現状

3 看取り・看取られの現状

4 「人生の最期」に携わる専門家の人々

5 自分自身の人生のシミュレーション

6 人生の後始末（死後の後始末）

付録 人生を自分らしく生き生きと生きるための手引き

きたこともあって、60代後半から準備する人も多いですね。親の時に自分が大変な思いをしたということから、事前に対応できるように専門家を付けていたりもします。

　「入院してしまってからだと、病院であまり顔を付き合わせて会議はできませんから、こういう手段をとった方がいいです」というFPからの提案を、家族間で共有して伝えてもらうしかありません。それが明確に、認知症という診断が出ていたら介入が難しくなりますから、そういうことになる前に会議をしておくべきですね。

　なかには、子どもと各専門家で話ができあがっており、ある日突然、施設や病院にいる親が聞き、自分の死のことについて知らない間に会議されているということに激怒する場合もあります。それで関係が悪化して、全く話が進まないということも多々あります。お年寄りは、そういうところにとても敏感で、一つ間違えると本当に怒ってしまい、一切口をきかないとか、家族で絶縁状態になることもある……だからすごくデリケートなんです、入り口が……。

　あまり自分の死のことについては考えておらず、より意固地になってしまうこともあります。そういうことを言ってくる息子や娘に不信感を持つとか、余計に自分の財産を目当てにしているのではないかと思ってしまう人もいます。

Ⓠ これまでの経験でうまく介入できたことや、できなかったことは？

　うまくいったパターンは、息子さんや娘さん世代から、まずは軽いタッチでお話を開いてもらえて、信頼してもらえたら、ある程度こちらのリードでスムーズに保険の見直しができたり、「あなたに紹介してもらう人に来てもらうわ」と言っていただけたり、次に進むことができた時ですね。例えば、保険の証券はあるけれど、保険が切れているという事も多々ありますから、一度荷物の整理がてらに見直しをすることになれば、ソフトに話ができると思います。子どもの方から、「自分たちもこの前保険を見直してもらったら、切れていたり、二重になっていたり、忘れていたことがたくさんあったから、お父さんも一回見てもらった方がい

いんじゃないかな」という投げかけからソフトに話に入ることができます。

　ただ、ご長男とお話がまとまりつつあり、いざご両親に話を持ちかけようとしたら、それを聞きつけたご長女が、「知らない間に何を勝手にやってるの！」と言われ揉め事になることもあります。きょうだい同士で意見が分かれることもありますから、ある程度、きょうだい間でも関係を作っておかないといけませんね。他にも、そもそも親子仲が悪いとどうしようもありません。何とかしてもらえるかもしれないという思いから相談されることもありますが、間に挟まれてしまうこともあります。

　おじいさまやおばあさまに気に入っていただければ、実は息子たちに対して溜まっている不満などがあり、直接本人には言いにくい代わりに、私に言われたりすることも結構あります。まずは私が入ることで仲介役・媒介役になれますし、三者面談はできないかもしれませんが、一旦、間に入ってオブラートに包んで息子さんに伝える、そして、息子さんが言われていることをオブラートに包んでご両親に伝える……、そのうちにだんだんと打ち解けて顔を突き合わすことができることもあります。仲裁役とまではいえないですが、それに近いかもしれませんね。

Ⓠ ファイナンシャルプランナーとして顧客に接する上で大事にしていることは？

　フラットな立ち位置でいることです。そこをしっかり意識しておかなければ、ついつい息子さんよりの意見になってしまったり、ついついご両親側の意見になってしまったりしますから……、そこは極力、法律のこと、税金のこと、保険のことなどを、フラットな立場として説明するということに徹しています。普通に保険の提案をする場合でしたら熱くなって提案するのもいいですが、相続や、人が亡くなることの会議となると、できるだけ「一般論としてこういうケースが多いです」と一般的な話を例に出して、あなたのことを言っているのではなく、こういうケースが多いですが、あなたの場合は大丈夫でしょうかという言い方をしなければ気分を害されてしまうこともあります。

　あまり感情を出さないように、でも、感情を出さなさすぎると冷たい人になってしまいますから、共感しつつ、一旦どちらの話も承認した上で、これについてはこういうケースがありますがどうですか、という話し方をします。FPの資格は

1
ACPとは

2
ACPの現状

3
看取り・看取られの現状

4
「人生の最期」に携わる専門家の人々

5
自分自身の人生のシミュレーション

6
人生の後始末（死後の後始末）

付録
人生を自分らしく生き生きと生きるための手引き

知識の詰め込みですので、（カウンセラーのような）そういうテクニックの習得はありません。ですから、その対応の仕方は人それぞれです。

　当たり前のことなのですが、亡くなった時の想定の話をするので、誠実さを徹底的に意識しておかないといけないと思っています。逆に、私たちみたいな若い世代が死の話をしても現実味がないから別にたいして気にならないんです。でも、本人も（死について）意識しだしているかもしれない年代の人に、もしものことがあった時にこういうケースが考えられませんかという話をする場合は、言葉をかなり選ばないといけません。まずは、私のことを信頼してもらえることが一番だと思っています。

Ⓠ 信頼関係が構築できたからこそ成し得たことは？

　まずおじいさま・おばあさま世代の方に会わせてもらえることが一番です。その人がまずは自分の息子・娘を信頼したからこそ、息子・娘が連れてくる専門家に会うわけじゃないですか。そこで、さらにその人たちに信頼してもらえたら、今度は私の知り合いの税理士や不動産屋を紹介しても良いという状況になります。その時が一番、「あぁ私でよかったんだな」と感じる時ですね。例えば、「あなたの言うことはよく分かった。でも他の税理士に相談する」とか、「知り合いの不動産がいるからそっちに聞く」とか言われたらそこまでですが、そこをさらに飛び越えて、「じゃあ、あなたの紹介で不動産屋がいるんだったら見てもらえるかな」と言われた時は、まず窓口として、自分を信頼してくれたんだと思うことができます。

Ⓠ よりよい死を迎えるために専門職者としての考えはありますか？

　自宅で亡くなる人はほとんどいませんし、やっぱり病院で亡くなることが多いじゃないですか。入院保険は年をとれば別にいらないと思いがちですが、最期はほぼ病院に入りますから、その時に必要なお金のことを考えておくべきですよね。家で最期を過ごしたいっていう人もいますが、生きているうちの対策というか、大抵の場合、最期は要介護状態になっているケースが多いので、介護になっ

た時点でそれなりに大きな保険金がおりる、ある程度の整った施設に入れる、自宅で過ごすにしてもそれなりに良いサービスを受けられるという状態にしておいたほうがいいですよね。これからは、介護保険のようなものも、ある程度重要なのではないかと思います。

　亡くなった時の保険金で葬式代を出すとか、墓石代にするとか、お金のある人であれば相続税のことなど色々あるかもしれませんが、できれば亡くなった時のことだけではなく、もっとお金に関することを整えておいた方がいいと思います。やはり具体的なプランが決まっていて、それなりの準備をしておけば精神的な不安は少ないと思うんです。具体的なこと言うと、いつ亡くなったとしても、お葬式代にはこれぐらいのお金がすぐに出せる状態になっているとか、お墓はここに入るとか決まっているなど、プランが決まっていたらやはり安心して看取れますし。これが、今亡くなられたらどうなるのだろうとか、お葬式代は一旦こちらが立て替えないといけないのかどうかとか……そういう不安があると、看取りに気持ちが十分向かないこともあります。しかし、最期の時になって、亡くなったらどうするのかという話を親族間ではしにくいですよね。ですから、できれば事前にきちんと話し合いをして、ある程度お金を残せるのであれば残しておくようにした方が良いと思います。極端な話ですが、預金口座から少し引き出しておいておくとか、お葬式はどこでするとかきょうだい間で考えておくなど、また、どれぐらいの範囲の人を呼ぶのかなど、ある程度決めておく方が良いかと思います。お葬式にしても、本人が親族だけでやってくれたらいいと言ってくれていたならばいいですが、残されたものの判断で小規模のお葬式をやってしまうと、もしかしたら周りの親戚から質素なお葬式してかわいそうにと言われてしまいかねない。ですから、事前にプランニングしておけば看取る側も看取られる側も安心だと思います。

・・

　厚生労働省は、人生の最終段階における医療・療養について考えたことがある国民の割合は59.3％であり、実際に話し合った割合は39.5％であったと報告している[1]。しかし、FPであるY氏が実際に経験された状況から考えると、実際には深い話し合いまでは行えていない可能性が高い。

1 ACPとは

2 ACPの現状

3 看取り・看取られの現状

4 「人生の最期」に携わる専門家の人々

5 自分自身の人生のシミュレーション

6 人生の後始末（死後の後始末）

付録 人生を自分らしく生き生きと生きるための手引き

　さらに、人生の最終段階における医療について家族と話し合っていない理由については、「きっかけがなかった」56.0％、「必要性を感じていなかった」27.4％という結果が示されている。人生の最期における医療への意思決定について話し合うべきと感じていたとしても、いざというきっかけがない限り、具体的な話し合いには至らないということであろう。しかし、当人の思う"いざというきっかけ"では遅く、事が大きくなり対応に苦慮する場合もある。

　また、他者からそのきっかけを作るとなると、Y 氏が述べるように、慎重かつ丁寧にアプローチしなければ、関係性を崩すことになり兼ねない。特に、人生の最期に関わる資産については個人的な内容でもあり、FP という資産運用における専門家であっても、その介入には配慮すべき点が多いということである。

　角田は、意思決定支援スキルの基盤であり、ACP に最も必要とされるスキルが、コミュニケーションスキルであると述べている [2]。そして、最悪の事態に備えつつ、そのなかで自分の価値観を大切にし、選択することが希望的作業につながるようなコミュニケーションを心がける大切さを示唆している。これは医療者に向けた示唆ではあるが、FP が人生の最期の備えとして資産計画を顧客やその家族と立てる上でも非常に重要なスキルである。共感しつつも中立的な立場でいること、そして誠実さを心がけているという Y 氏の語りから、当人の価値観を大切にしながら、専門家としての知識を伝え、当人が納得した選択ができるようコミュニケーションを図っていることがわかる。このようなコミュニケーションスキルは、人柄もあろうが、顧客が安心して任せられると感じる高い専門性を備えているからと考える。

　ACP は段階に応じて行うことが望ましく、まず、当人が健康な時、もしくは病気療養中でも状態が安定している時には、「代理決定者の選定」や「もし自分の命が短いことを自覚した時、どのようなことがいちばん大切か」といった価値観を話し合うのがよいとされている [3]。人生の最期に必要な資産について考えることは、自身の価値観を問うことでもある。自身の価値観に沿った人生の最期を考える上で、そのタイミングを逃さず、また自ら機会をつくることが第一歩である。

　日本 FP 協会 [*2] によれば、FP の役割は、相談者の夢や目標を達成するために、

---

*2　日本 FP 協会ホームページ https://www.jafp.or.jp/aim/fptoha/fp/

ライフスタイルや価値観、経済環境を踏まえながら、家族状況、収入と支出の内容、資産、負債、保険など、あらゆるデータを集めて、現状を分析することとある。このように、当人のライフスタイルや価値観を踏まえた資産計画をサポートする FP に相談することで、自身が本当に大切にしていることが見えてくることもあろう。

　国民が最期を迎えたい場所として「自宅」を希望している割合は 69.2%であるのに対し [4]、2018 年度のデータ*3 では実際に死を迎える場所は 72.0%が「病院」である。高橋は、日本人の死生観は理想と現実に大きな乖離が生じていると指摘しており、今後、利用者・家族が望む場所（在宅や施設など）への転換を促すことで増大する医療費の削減にもつながり、QOD の面でも効果が高められると述べている [5]。

　実際に、後期高齢者の医療費は年々増加傾向であり 2016 年度では約 15 兆円を占めている [6]。法や政策においても、死を包括した枠組みの構築が必要ではあるが [5]、現状を考慮すると、やはり終末期のための医療費の備えが重要であり、そうしたことから老後の生活設計や保険の見直しを考える場合も多い。それだけでなく、不動産や税制に関係することなどもしかり、いわば「人生の最期」を見据えたライフプランの相談やサポートを FP は担っていると言える。

　海外では「個人」を中心として ACP が定義されているが、日本では「家族に迷惑をかけないために」「自分が亡くなったあとの家族のために」といった考えから人生の最期を見据えた準備を行うことが多い。大濱・福井らは、日本の高齢者を対象とする ACP のあり方として、「個人」ではなく「家族」を中心とした関わりの重要性を示唆している [7]。

　Y 氏が当人よりも家族との関わりを多く語っていることからも、当人と家族との関係性や、FP と当人の家族との関係性は注目すべき視点である。まずは家族間での良好な関係性の構築、そして信頼できる FP との関係性の構築があってこそ、人生の最期を見据えた適切な準備を行うことができる。そのようにして、当人だけでなく、家族を踏まえたライフプランをともに立てていくことが、QOD を高めることに繋がるのではないだろうか。

---

*3　e-Stat 政府統計の総合窓口 https://www.e-stat.go.jp/dbview?sid=0003411652

引用文献

1) 厚生労働省：人生の最終段階における医療に関する意識調査　報告書，2018.
   https://www.mhlw.go.jp/toukei/list/dl/saisyuiryo_a_h29.pdf
2) 角田ますみ：アドバンス・ケア・プランニング（ACP）を行うための考え方や必要なスキル、具体的な進め方，角田ますみ（編著），患者・家族に寄り添うアドバンス・ケア・プランニング－医療・介護・福祉・地域みんなで支える意思決定のための実践ガイド－，メジカルフレンド社，東京，2019.
3) 木澤義之：アドバンスケア・プランニング（ACP）：今に至るまで，特集アドバンスケア・プランニング　光と影，森田達也ら（責任編集），緩和ケア，29（3），195-200.青海社，東京，2019.
4) 厚生労働省：人生の最終段階における医療に関する意識調査報告書，2018.
   https://www.mhlw.go.jp/toukei/list/dl/saisyuiryo_a_h29.pdf
5) 高橋幸裕：高齢者の看取り支援に対する政策的課題，尚美学園大学総合政策研究紀要，27，1-19，2016.
6) 厚生労働省：平成30年版厚生労働白書I，制度の概要及び基礎統計，2018.
   https://www.mhlw.go.jp/wp/hakusyo/kousei/18-2/
7) 大濱 悦子ら：国内外のアドバンスケアプランニングに関する文献検討とそれに対する一考察，Palliative Care Research，14（4）269-279，2019.

⑤ 社会福祉士の声

　近年、慢性期疾患をもつ療養者は増加傾向にあり、長期にわたるケアを必要とし自己管理を行いながら、QOL の維持・向上を目指すことが課題である。2011年度に介護療養型病院が廃止されたことや、高齢化を受け入院患者を抑える政策も進んだことから、在宅医療へ移行し療養生活を送る慢性期疾患をもつ療養者も増加した。また、日本の高齢化率は2015年で26.7％と過去最高の比率を示しており、高齢者の一人暮らし世帯も増加し続けている。

　工藤は、一人暮らしの継続が困難になる、または健康と生命の維持が危うい状態に関連する要因をハザードとし、その内容は心身の悪化、受診の困難さ、親族に対する心理的負担、家屋管理の負担、経済的困窮、孤立であると述べている[1]。厚生労働省は、現状を受け2025年を目途に地域包括システムの構築を目指しているが、それには様々な課題も多く孕んでいると言える。

　さて、これらの問題を鑑み ACP の観点から考えると、在宅における療養生活の

1 ACPとは

2 ACPの現状

3 看取り・看取られの現状

4 「人生の最期」に携わる専門家の人々

5 自分自身の人生のシミュレーション

6 人生の後始末（死後の後始末）

付録 人生を自分らしく生き生きと生きるための手引き

場においてこそ、「人生の最期」を見据えた上での関わりが重要となると言えよう。三浦は、地域包括ケアのかかわりのなかで ACP のバトンを医療・介護に受け渡す必要性を述べている[2]。

ACP は患者が元気なうちから、自分の人生観や死生観を織り込んだものとして、概要だけでも作成することが望ましい。しかし、元気なうちは病院にかかることが少なく、基本骨格となる ACP の作成は本人・家族や地域が主体となる[2]。その地域において、対象者との対話により意思決定を支援していく立場のひとりに、地域包括支援センターの「社会福祉士」がいる。

地域包括支援センターでの社会福祉士の役割として、高齢者やその家族からの介護や福祉に関する相談支援、虐待の早期発見や防止などの権利擁護、他機関と連携を図る包括的かつ継続的なケアマネジメント、さらには要介護・要支援状態となるおそれのある人に対する介護予防事業が効果的に提供されるための適切なケアマネジメントなどがあげられる。つまり、支援を必要とする人と適切な支援者、支援の場を繋ぐ役目を担っていると言える。

そこで、地域包括支援センターで社会福祉士として 4 年のキャリアをもつ K 氏の語りから、地域包括支援センターの専門職者として「人生の最期」にどのように携わっているのかを、ACP・QOD の観点から読み解きたいと思う。

・・・・・・・・・・・・・・・・・・・・・・・・・・・・・・・・・・

人生の最期に携わるということに対して私が関係していることといえば、末期がんになった人が、最期まで自宅で過ごすか、病院で最期を迎えるかの選択を本人にしていただく場合や、もしくは家族がいる場合ですと、予測される状況やリスクを家族に説明した上で、どのように残りの時間を過ごしたいのかを選択してもらうというのが ACP の入り口になるのではないかと思います。

Ⓠ 地域包括支援センターにどのような依頼があるのでしょうか？

最近では、地域包括支援センターは高齢者の窓口ということが浸透してきていますので、もし、医療・介護・行政が関わっていない人であれば、民生委員や地

1 ACPとは

2 ACPの現状

3 看取り・看取られの現状

4 「人生の最期」に携わる専門家の人々

5 自分自身の人生のシミュレーション

6 人生の後始末（死後の後始末）

付録 人生を自分らしく生き生きと生きるための手引き

域の見守り活動をしている人から連絡が来ることもありますし、病院からですと医療ソーシャルワーカーから連絡が来る場合もあります。地域の行事に参加して、地域包括支援センターという機関があるということを周知したり、地域に回覧をまわしていただいたり、掲示するなどして、地域の人に知ってもらえるよう広報活動もしています。高齢者の場合でも、イベントなどによく参加される人は情報収集する能力がありますので、（地域包括支援センターのことを）よく知っているかもしれません。そのように情報収集する能力があり、自分から相談できる人はいいですが、家に閉じこもって"見えない存在"になっている人は結構います。そういう人に関しては、民生委員や近隣住民から連絡があったりしますので、（地域包括支援センターの役割が）広がってきているのではないかと思います。

　ケアマネージャーが付いていなかったら病院から地域包括支援センターに連絡が来ることもありますし、家族から連絡がある場合もありますし、生活保護のケースワーカーから連絡が来ることもあります。全く自宅に帰らず病院で過ごすとなると、私たちが関わることはないですが、自宅に帰るとなると、ケアマネージャーに訪問看護や訪問介護など在宅生活に向けたサービス調整を依頼しますので、そこに繋ぐまでが私たちの介入になります。家族から、自宅で看取りたい、できる限り自宅で一緒に過ごしたいという相談があれば、家族にも覚悟が必要ですから、自宅で病院と同様に医療や介護を受けながら生活する方法を説明します。そのうえで、最期まで一緒に過ごすということは、本人にとっても家族にとってもメリットやデメリットがあることを伝え、本人と家族に選択してもらいます。家族がいる場合ですと、私たちが関わるのは本人の意志を尊重したうえで家族がメインになることが多いかもしれないですね。在宅で生活するとなった場合、ケアマネージャーに繋いで、医療や介護、福祉用具などの在宅生活の準備が整ったことを確認したら、私たちの役割は終了となり、その後の支援はケアマネージャーとサービス提供を行う各専門職にバトンを渡します。

　在宅生活の支援は、ケアマネージャーをはじめ、医療や介護の専門職が行いますが、例えば、認知症や精神疾患があり、成年後見制度*1 の利用が必要である場合は、地域包括支援センターが支援を行うことがあります。

143

Q 社会福祉士として当人と関わる上で大切にされていることは？

　一番は本人の意思です。本人の意思が聞けるのであれば、本人がどうしたいのかという気持ちを大切にして関わろうと思っています。もし、本人と家族の意向があまりに違っていたら、その間には入らないといけない場合もありますし、本人と家族の意向が違う要因は何か、それは本心であるのか、両者の思いを聞き出しながら、今後について一緒に考えていきます。

　また、自宅で療養するとなれば家族が大変ですから……苦しんでいるところを家族が見ないといけませんし、対応しないといけません……いつ亡くなっているかも分からないという、想定されることを家族に伝えます。家族にその辺りを分かっていただき、それでも家族の覚悟があって、自宅で療養したいとご本人が希望しているのであれば、きちんとメリットとデメリットを伝えた上で選択してもらうようにしています。本人がお亡くなりになった場合、「大変だったけれど自宅で一緒に過ごせてよかった」「自分達もできる限りのことができた」「病院で安心して医療を受けることができた」など、残された家族が納得できる結果となるように選択の支援をすることも、大切な役割だと感じています。

　一度自宅での療養を経験している人ですと、覚悟ができていますが、初めての人はわかっているようでわかっていないこともあります。結局は病院に戻って、本人が納得できる状況では最期を迎えられない人もいます。痛みをなくしてほしいなど、本人の望む生活ができるよう環境を整えますが、やっぱり不安だから病院にいたいという人もいます。

　一人暮らしの人は、本人がどうしたいかにもよりますが、一人で亡くなることを望んでいない人が多いので、医療と介護で連携しながら支援を行い、できる限り自宅で過ごしてから、病院へ入り最期を迎える人もいます。

　男性の場合、本人の希望というよりは、諦めている人も多いですね。支援拒否

＊1　成年後見制度：精神障害や知的障害、認知症等があることによって判断能力が不十分でない場合、財産管理や、介護などのサービス利用や施設利用に関する契約などを代わって行い、保護や支援を行うための制度である。

1
ACPとは

2
ACPの現状

3
看取り・
看取られの現状

4
「人生の最期」に
携わる専門家の人々

5
自分自身の人生の
シミュレーション

6
人生の後始末
(死後の後始末)

付録
人生を自分らしく生き生
きと生きるための手引き

が続き、やっと介入できた時には病気が進行しており状態が悪く、病院に繋がったけれども手遅れだったというケースもあります。できるだけ、本人が後悔することのないように、最初に今後のことを説明するようにしていますが……、ただ気持ちは変わりますので、気持ちが変わったなら対応できる部分はしていきます。例えば、医療は受けたくないと言って自宅で過ごしたいという人がいますが、痛みがでてきて自宅では難しくなり、病院にかからないとどうしようもない人もいます。どうしても入院したくなかったら、往診でお願いすることもあります。

あと、親が認知症で子どもが精神疾患というケースもあります。今問題になっている 8050 問題[*2] もありますし、そういったケースの場合、金銭問題や共依存関係が絡んでいる場合もあり結構複雑ですね……。誰か、他に関わってくれるような親族がいたらいいのですが。親族も誰もいない状況ですと、本人たちが生活できている間はいいのですが、認知症などが原因で生活のバランスが崩れて何らかの支援が必要な状況になった場合、保健福祉センターや障害者相談支援センターと連携して、介入のタイミングを図りながら介護サービスや施設へ繋いだりします。

その人が認知症であまり理解できなかったとしても、なぜこうなっているのだろうと、本人が少しでも思わなくていいように、様々な情報を集めて提供した上で、対応していくようにしています。認知症が進んでいる人ですと伝えることは難しいので、そうなった場合は、家族と関係性を作って家族から本人はどういう人だったのかを聞いて、それを踏まえてやっていくしかないと思っています。ただ、家族も拒否しているという状況もありますので、そのような場合は、こちらの思いは伝わっているのだろうかという気持ちになります。しかし、絶対に、本人が嫌だということはしないでおこうと思っています。

今でも、これまでの支援はあの方法でよかったのかと思うことはあります。例えば、認知症の親と、精神疾患のある息子のふたりで暮らしている家族がありました。親の認知症が進む中で、息子が一生懸命介護を頑張っていたが、認知症が

---

*2 8050 問題：80 代の親が 50 代のひきこもりや自律できない子どもの面倒を見続けることを指す。このようなケースでは、生活が困窮し社会から孤立する傾向があることから、2010 年頃より注目されてきた社会的問題である。

進行する親のことが理解できず上手く介護をすることができない、それが原因で生活リズムが崩れた息子は仕事を続けることができなくなってしまったという状況でした。そして、親子ともに納得した上で施設に入ることになりました。その後は親御さんも施設で元気で過ごしていますし、息子さんもお仕事ができているのですが、その選択で良かったのかどうか、他に何か手はなかったのかという気持ちになることもありました。できるだけ、家族が会いやすいように近くの施設を探したり、できる限りのことはしますが……。結局、施設に入所したら地域包括支援センターの対応はそれで一旦終わってしまいますので、それが良い選択だったのかどうかは聞けませんし、わからないんですよね。

Q 実際に自分の死について、何か話されたりする方はおられますか？

　自宅を訪問した時に、「どうなってもいい」「ここで死ねたらいい」などと言われる人は多いですが、それが本心かどうかはわからないですし、強がっているだけかもしれない。そこは関わっていく中で本当の気持ちかどうかを理解しようと思っています。信頼関係ができたら本当の思いを話してくれる人もいますし。私たちが関わるのは、介護が入る前段階ですので、実際に目の前に死が差し迫っているという人とは、あまり関わりはないですね……。末期がんの人だと関わることもありますが。

Q 地域包括支援センターから、なんらかの周知活動をされているのでしょうか？

　広報活動は結構しています。地域包括支援センターが開く教室のような形で、地域の高齢者向けにエンディングノートの書き方や、終活についてなどの講座を開催すると、興味をもって参加される人もいました。最初は、こういう（エンディングノートに関する）講座は嫌がられるかなと思っていましたが、講座を開催してほしいという話が地域の人からあり、20人ぐらいの参加があって、みなさん終活のことを考えておられるのだなという印象でした。やはり参加者は女性が多くて、一人暮らしで、独身で、自立心をもって生きてきた人が多かったイメージです。あとは、家族に迷惑かけたくないという思いで参加される場合もあります。

1 ACPとは

2 ACPの現状

3 看取り・看取られの現状

4 「人生の最期」に携わる専門家の人々

5 自分自身の人生のシミュレーション

6 人生の後始末（死後の後始末）

付録 人生を自分らしく生き生きと生きるための手引き

アクティブに活動している高齢者が興味を持っていらっしゃることが多くあり、定例として行ってもいいかなと思ったくらいでした。

その時は、ファイナンシャルプランナーの人に来てもらったと思います。「エンディングノートっていうのがあって、自分の思いを書いておきましょう」とか、「片付けをしておきましょう」とか、将来認知症になった時のことが心配な人には、任意後見制度がありますというような説明もしていただきました。

参加者からは、胃ろうはしてほしくないとか、救急で運ばれたら何も処置してほしくないとか、そういうことをどうやって伝えればいいのかという相談がありました。財布のなかに、「こんな処置いりませんっていうのを書いているから、それを読んでくれたらいいんだけど、それでいけるのか」という相談もありました。でも、救急隊や病院の人はそのメモを見るかどうか分からないですし、目の前に苦しんでいる人がいたら助けますよと伝えて、それなら、公正証書*3 で残しておくなど、そういう手段もあるとお伝えしますが、それよりも何よりも、家族がいる人ですと家族と話をしておくのが一番という話に落ち着きますね。しかし、家族と仲が悪いからそういうことをこちらに相談されるのかもしれません。実際に、その時になったら家族としてはまだ亡くなってほしくないと思うこともあるでしょうし、気持ちも環境も変わりますし……。しかし、まずは家族でそういう話をしておくことが一番大事だと思います。

Q 関わった中で介入が難しいケースはありましたか？

一番、介入が難しいと思ったのは、全盲で認知症の疑いのある一人暮らしの人で、地域包括支援センターは何年も関わってはいるけれど、介護サービスにつながりかけたら支援拒否となるケースでした。家はゴミ屋敷で、ゴキブリも大量にいて……そんな状態で体調が悪くなり、たまたまガイドヘルパーに発見されたのです。救急に運ばれて1か月ぐらい入院しては体力回復して家に帰る、そしてま

*3　公正証書：公証人法に基づき、法務大臣に任命された公証人が作成する公文書のことである。公正証書には様々な種類があるが、中には無理な延命措置を望まず、自然死を望むという意思表示を示す「尊厳死宣言公正証書」もある。

た倒れるというのを何回も繰り返していて……。入院している間は退院後に施設入所も考えるのですが、元気になってくると、やっぱり家で過ごしたいし、介護は入れたくない、まだ大丈夫という思いになり、また2年後ぐらいに（施設のことを）考えるって言われるんですよ。でも、見えないために、自宅の中で方向が分からなくなって迷ってしまうこともあるのです。お家の中で迷ったら、自宅で過ごすことって無理だと思うのですが……。家にも片付けに行ったのですが、ゴキブリが大量に出てきたり、カビの生えた食パンがあったりなど、そのような中で生活されていて……。こちらから言わないとわからないと思い、「申し訳ないですが、ゴキブリがすごいです」、「鍋とかも鱗みたいなのが生えていますよ」ということを伝えても、家で過ごしたいと言われるのです。その人の気持ちを尊重することで体調はもっと悪くなるかもしれない、しかし、それでも本人はいいと言っている……。体調が悪くなっては回復し、また少し悪くなっては回復するということを繰り返しながら、やっと介護に繋がったのですが……。追々もっと身体が弱ったら施設でもいいという思いもどこかにはあるけれど、本人の中では現実的ではないと思いますし、現状が理解できないということは認知症が原因なのか、全盲だからかもしれませんが……、このまま家で亡くなっていても、それでもいいと言われます。何が正しいか、わからないですが……。

しかし、自分たちもそうですが、いつかどこかで死ぬとわかっていますが、まだ先の話だ、自分は違うと思っている……、そういう気持ちは高齢者になっても一緒なのかなと、ちょっと時期が近づいているなというくらいに思うのかもしれません。それで、病気になったら慌てることになるのかなと思いますね。

その他のケースでは、認知症の妻を放っておけないからと、94歳で在宅復帰を目指してリスクのある手術をして、退院後の介護サービスを整えるまでは進んだけれど、肺炎を起こして病院で最期を迎えられたケースもありました。8050問題の親子や、夫婦のどちらかが認知症で相手が介護しているケースに多いですが、虐待と共依存が絡んでおり、本人の意思に沿う支援が基本だとしてもできないケースも多々あります。それらが原因で命にかかわる病気があっても治療を望まない方がいたり、支援に行き詰まるケースもあります。

今、私にできることといえば、本人の意向を聞きとり、家族の希望を聞き、目

標とする生活に向けた情報を提供して、本人や家族が納得の上で選択できるようにサポートすることでしょうか。いろんな状況で暮らしている方がいて、その人の生活スタイルもありますので、そこも大切にしたいと思っています。支援者間で連携して一番は命の危険をなくして、その後は本人たちの望む生活に繋げられるように、様々な可能性を探しながら支援しています。

• •

　柴田は、人間の死の問題は QOL の問題と総合的に捉えなければならないと述べており [3]、QOL と QOD を総合的に捉える視点の確立を希求している。つまり、人生の最期を語るには、その個人の QOL のあり方を問う必要がある。

　では、社会福祉士 K 氏が体験した全盲の一人暮らしの人の事例ではどうだろうか。サポートする立場として当人の QOL を考えた時、ゴミ屋敷と化している家にいるよりは、施設に入所し清潔な環境下で暮らす方が、当人とって質の高い生活となると考えた上でのアプローチがなされている。しかし、当人が感じる QOL とは何か。明らかに自宅環境は劣悪と思われるが、当人の語るナラティブの視点からみると、当人にとって自宅は守られた場所、安全地帯なのかもしれない。

　人の幸せや価値観は多様であり、QOL のあり方もこうであるべきという絶対的なものはない。K 氏の「何が正しいか、わからないですけど……」「いろんな状況で暮らしている方がいて、その人の生活スタイルもあるので、そこも大切にとは思っています」という発言から、K 氏はそれぞれの思いや考えを批判や評価するのではなく、「一つの物語としてまるごと尊重している」という、ナラティブアプローチの視点をもって関わっていることが読み取れる。

　三浦は、ナラティブアプローチを行うにあたり、「あなたのことをもっと理解したいと思っている、その上で何らかの力になりたいと思っている」という気持ちが相手に伝わるように会話を進め、この時間を重ねた後に、「この人は私を理解しようとしてくれている。私に力を貸そうとしてくれている」と患者が実感したした時に信頼関係が構築されると述べている [2]。K 氏の関わりは、まさにこうしたプロセスを歩みながら、その当人の物語を援助していると考えられる。

　また柴田は、本人の終末期に対する意志は 1 人で自己決定するのではなく、ナ

1　ACPとは

2　ACPの現状

3　看取り・看取られの現状

4　「人生の最期」に携わる専門家の人々

5　自分自身の人生のシミュレーション

6　人生の後始末（死後の後始末）

付録　人生を自分らしく生き生きと生きるための手引き

ラティブに第二人称の死を味わうであろう人々に思いを伝え、最期の選択はそれを受け取った人々の合意形成によってなされるのが自然と考えると述べている[3]。

この"第二人称の死を味わうであろう人々"とは、身近な家族だけでなく、当人に関わる医療や介護、地域での関わりをもつ専門家もそれにあたるのではないかと考える。そして「死を味わう」とは、臨終の一場面ではなく、人生の終末期へのプロセスとして捉えることもできる。K氏は、実際に目の前に死が差し迫っている人とはあまり関わりがないと話されACPを意識した介入とは捉えていないが、最期の選択への合意形成へのプロセスはすでに始まっており、広義の意味で捉えればACPといえ、むしろそれが重要な序章部分なのではないだろうか。

人生の最期に向かうプロセスでは、気持ちが揺れ動き、考えが変わることもしばしば起こり得ることである。一旦選択しても、しばらくすると全く違う選択を望む場合もある。最初から気持ちが揺れることを前提にすると、相手に陰性感情を持つことなく、むしろその揺れる過程を一緒にサポートできる[4]。

病院の在院日数は短いため、病院では揺れ動く過程に沿ったサポートを行うことは少ない。しかし、地域で暮らす人たちは、自身の体調や家族状況の変化、経済的問題などから、その時々で気持ちが揺れ動き、人生をどう生きたいか、どう人生の最期を迎えたいかという思いには変化が生じるのが至極当然のことであろう。地域包括ケアにおいて、揺れ動く気持ちと今ある思いを尊重した継続的なサポートのプロセスは、QODの体現化ともいえる。

一般的にみても、最期を迎えたい場所として「自宅」を希望している人は7割近くいるのに対し、実際に死を迎える場所はほとんどが病院である。おそらく、K氏が関わった方も病院で死を迎えることになる可能性は高い。しかし、様々なジレンマを抱えながらも当人の「家で亡くなりたい」という今ある思いを尊重し、ともに悩みながら、人生の最期に進むプロセスを大切にサポートされている。このような日常のなかにあるACPのバトンを、次に必要となるであろう医療・介護が受け取り、多職種で連携を図っていくことで、終末期ケアにおいて当人の希望や意向にできるだけ即した意思決定支援がなされると考える。

引用文献

1) 工藤禎子：福祉の現場から：一人暮らし高齢者の危機と危機管理，地域ケアリング，18(4)，78-83，2016.

2) 三浦康彦：ナラティブアプローチからみるアドバンス・ケア・プランニング (ACP)，角田ますみ（編著），患者・家族に寄り添うアドバンス・ケア・プランニング－医療・介護・福祉・地域みんなで支える意思決定のための実践ガイド－，メジカルフレンド社，東京，2019.

3) 柴田 博：学際的な学問としての死生学，医療と社会，25(1)，9-20，2015.

4) 川口篤也：ACP の影：特集アドバンスケア・プランニング 光と影，森田達也ら（責任編集），緩和ケア，29(3)，208-210，青海社，2019.

1 ACPとは

2 ACPの現状

3 看取り・看取られの現状

4 「人生の最期」に携わる専門家の人々

5 自分自身の人生のシミュレーション

6 人生の後始末（死後の後始末）

付録 人生を自分らしく生き生きと生きるための手引き

第5章

自分自身の人生の
シミュレーション

第5章 自分自身の人生のシミュレーション

① 人生をプラス思考でデザインする

　人生のある時点で、これからについて考えるということは、実は、幼いころから自然に行ってきたことであるといえる。「大きくなったら何になる？」と、誰でも幼いころに聴かれた経験があるのではないだろうか。

　ベネッセ教育総合研究所の「国際6都市（東京・ソウル・北京・ヘルシンキ・ロンドン・ワシントンＤＣ）における小学生の学習に関する意識・実態調査」の「なりたい職業」によると、6都市すべてで第20位以内に入る男子のなりたい職業は、「サッカー選手」「その他のスポーツ選手」「医師」「学校の先生」女子では、「芸能人」「デザイナー」「医師」「学校の先生」「作家・小説家」であった[1]。

　このように、幼い頃に自分の人生をデザインまたは、想像してみることは、実に夢がある。恐らく、自分の人生に限りない時間と可能性があるからであろう。そして、高校・大学に通うようになると「キャリアデザイン」を考えるようになる。キャリアデザインとは、自己実現のために、自分の職業を主体的に設計することである。

　キャリアデザインが注目されるようになった背景には、終身雇用や年功序列などの日本的雇用形態にこだわらず、自分の能力を最大限に活かせる職場でキャリアを積むという人々の意識が高まったことや年齢を問わず実力あるものを昇進させる成果主義や中途人材の起用が抵抗なく行われるようになってきたことが影響していると考えられる。

　今や、キャリア形成やワーク・ライフ・バランスを会社に委ねるのではなく、自分で実現する人材が求められるようになったのである。実際にキャリアデザインを設計する際は、自らの知識・スキル、仕事、自分の人生の目標や人生観などを内省し、自己理解を深めた上で、どのようなキャリアを築くべきなのかという

プロセスや自らの行動を明確にしていく。ただ単に職歴を決めるのではなく、価値観や人生観まで含め、自分らしく働くために、生きるために、どのような職業を選択するのかを決めるのが「キャリアデザイン」なのである。

　このように、幼いころから、職業選択する年代、生産世代に至るまで、私達は、自らの人生について何らかの計画を立てようとしてきた。つまり、自分の人生をデザインしながら人生を歩んでいるのである。誰もが自身の将来を考える際には、自分がなりたい自分を想像しているであろうし、それは、明るい将来であり、どこか、勢いや希望がある。

　しかし、昨今、生産世代の終焉もしくは、人生の終わりを意識しはじめる世代で静かに広がっているアドバンス・ケア・プランニング（ACP）や終活については、「老い・病気・死」をイメージし、どこか寂しく、哀愁が漂うように感じるのである。両者について、簡単に整理する。

　ACPとは、本人と家族が医療者や介護提供者などと一緒に、介護が必要となった時、意思決定能力が低下し自らがケアや終末期について意思表示ができなくなった場合に備えることである。これは、あらかじめ、終末期を含めた今後の医療や介護について計画しておくことである。具体的には、本人が受けるケアについてのみでなく、意思決定ができなくなった時に備えて意思決定をする代理人を決めておくことやリビング・ウィルや事前指示書を作成し残しておくことも含まれる。

　一方、終活とは「人生の終わりについて考える活動」を略した造語である。2009年に終活に関する書籍が出版されたことで注目された。そして、2011年に公開された映画『エンディングノート』や、2012年の「ユーキャン新語・流行語大賞」でのトップテン選出などを経て、社会に広まった。また、当時は「団塊の世代」が定年退職を迎えるなど、日本の高齢化を象徴する時代を迎えたことも影響したといえる。

　終活は、人生のまとめを考えていくことである。もちろん、ACPもこれに含まれる。一般的に、終活では、まずエンディングノートを書く。このノートは、自分で「これまでの人生を振り返る」など客観的に自らの人生を内省したり、今後を想像して「自分の死後、家族にかかる負担など残される家族のことを考える」

1 ACPとは

2 ACPの現状

3 看取り・看取られの現状

4 「人生の最期」に携われる人々の声

5 自分自身の人生のシミュレーション

6 人生の後始末とは

のである。このようにノートを書くことで年齢的に諦めていたことでも何かを始めるきっかけになるかもしれないし、周囲の人たちへの関わりに変化をもたらすかもしれない。そのような点では、終活は人生を意味づけるものになるといえる。

　ただ、やはり若い人たちがこれから先の長い未来に対して描く人生設計やキャリアデザインとは異なる。完成しつつある人生という作品の最終調整のように受け止められる。何となく終わりを想像してしまい、寂しく、暗いイメージを持ってしまうのである。自らの人生を意味づけることは重要である。

　ヴィクトール．E．フランクルはその著書「夜と霧」の中で、人生や死について「人間の生命は常にいかなる事情の下でも意味をもつ」「苦悩と死は無意味なのではなく最も強い意味にみちている」「未来を失うとともに彼はそのよりどころを失い、内的に崩壊し身体的にも心理的にも転落した」と述べている[2]。

　フランクルは、アウシュビッツ収容所で過ごした自身の極限ともいえる体験から「生と死」そして、「人間の存在の意味」を考えたのであろう。このフランクルの言葉からも自らの死をも含めた人生にきちんと意味づけをすることが、自分の人生を肯定的に捉えることにつながることがわかる。また、未来に希望や可能性を感じられるように人生をデザインすることも重要なことである。

　岡本太郎は、日本の戦後の前衛的な芸術家であり、「芸術は爆発だ」の言葉で有名である。この岡本太郎も人生についての名言を残している。彼は「人は、生まれた時のまま、ぬくぬくと大きくふくらみ、膨らみ切って、パンと破裂するように終わるのがよいと思う。いくつになっても幼子のような眼と情熱、遊び心を失いたくない」「老後という時間は、そういう枠、役割がなくなるのだ。何をしてもいい、が何もすることがない、これは、つまり、幼児時代と同じだ、と考えられないだろうか。かつて幼い頃は、誰でもあんなにいきいきと一日を遊び暮らしていた。だから、それに戻ればいい」と述べている[3]。太郎は人生を無計画にその時その時に全力で自らを輝かせることが大切であるというメッセージを私達に残している。

　ACPや終活で感じる寂しく暗いイメージではなく、生産世代の終わりが近い人も、自身の人生の終わりを感じる人も、プラス思考で人生をデザインするデザイナーとなってもらえるような方法があってもよいと思うのである。多くの人々が、自分の人生に意味づけができ、これからの人生に希望や期待を抱けることを

目標にこの先を考えてみたい。自分のこれからの人生をシミュレーションするのである。この章では、人生のシミュレーションを架空の仁成貴子さんを主人公に紹介していくこととする。

② シミュレーション教育の手法でプラス思考を強化

筆者は、看護師である。今は、臨床ではなく、現場で活躍するナースや将来活躍する学生たちの支援者として大学教育に身を置いている。現在、医療界では、時代や社会の変化に伴って柔軟に対応できる自ら考えて判断できる人材の育成が課題とされている。そして、専門的な知識や技術の学び方にも大きな変化が生じている。

従来は、先輩や教員に「教えてもらう」ということが中心であったが、今は、自分で課題を見つけて自ら主体的に学ぶスタイルが重要視されるようになってきている。これは、専門職者の学習のみならず、幼児教育から中等教育までの教育でも重視されるようになってきている。学習者が、自ら思考したり、学習する仲間同士で学びあう能動的な学習が奨励されている[4]。

能動的な学習方法には、様々な方法があるが、能動的な学習の方法の1つにシミュレーション教育というものがある。筆者は、医療におけるシミュレーション教育とは、「実際の患者に提供する医療を想定して学習者に模擬的環境や教材を提供し、医療者として必要なテクニカルおよびノンテクニカルな能力の向上を目指すもの」と定義している[5]。

テクニカルスキルとはいわゆる医療を提供する際に必要となる技術である。ノンテクニカルスキルとは、それ以外のチームでのコミュニケーション力であったり、チームや個人の思考や判断だったりする。これは、医療現場を模擬的に再現された場で医療者たちが実際の動きを体験したり、ゴーグルのような装置をつけて実際の医療現場の画像を見ながら、実際に動いてみるVR（virtual reality）や、コンピュータの中の模擬患者と会話しながら患者の状態を判断していくなどゲーム感覚のものまで様々である。

いずれの方法でもシミュレーション教育では、ファシリテータという学習を支援する者がいて、シミュレーションで体験した後に体験を学びに変えていく支援

1 ACPとは

2 ACPの現状

3 看取り・看取られの現状

4 「人生の最期」に携われる人々の声

5 自分自身の人生のシミュレーション

6 人生の後始末とは

をする。このシミュレーション後の学びの体験をデブリーフィングという。

　このデブリーフィングでの指導者であるファシリテータの役割は、学習者がシミュレーションで体験したこと（失敗であっても）を、学びにしていくことである。ファシリテータがデブリーフィング時に使う枠組みにプラスΔ（デルタ）というものがある。それは、学習者がシミュレーションで体験したことを振り返り、よかったこと（プラス）とさらによくしたい部分（デルタ）をまとめ、次の体験に活かすように支援するための進行の目安となる枠組みである。

　シミュレーションでの体験はトレーニングであり、うまくいかないことが多いのだが、この枠組みを使うと、どのような時でも、学習者は、プラス思考で体験を学びに変えることができる。自分の体験をプラス思考で捉えることで、失敗を含めた体験に意味づけができ、学習者が自己肯定感を持って次の一歩を踏み出すことができる。

　このシミュレーションでのファシリテーションの特徴を人生デザインシミュレーションにも応用することで、これまでの人生に意味づけができ、これからの時を希望あるものとするのではないだろうか。人生デザインシミュレーションでは、ファシリテータの手法を身に付けたファシリテータが支援することを勧める。ファシリテータとともにブレーンストーミングのように自分の人生と対峙することで、自分ひとりの思考では得にくい視点が与えられ、人生をよりプラス思考で捉えることができると考えられる。

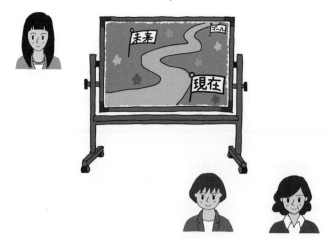

1 ACPとは

2 ACPの現状

3 看取り・看取られの現状

4 「人生の最期」に携われる人々の声

5 自分自身の人生のシミュレーション

6 人生の後始末とは

③ ファシリテータと共に 〜仁成貴子さんの 人生デザインシミュレーション〜

仁成貴子さん、こんにちは。私がファシリテータを担当します Hiromi です。どうぞよろしくお願いします。この本を読んでいただいて、ACP や終活についての理解は深まりましたか？

ここでは、これまでの概念の ACP や終活ではなく、これからの人生をデザインしていくという新しい概念で、新しく得た知識を使い、"**人生デザインシミュレーション**" の体験をしてみましょう。それでは、ファシリテートしますので、ステップごとに人生を楽しみながらシミュレーションしていきましょう。

Step 1 ▷

まず、今の自分をよーく見つめてみましょう。
<自分のことについて書いてみて下さい>

氏名：仁成　貴子（じんせい　たかこ）女性　　　**年齢**：57 才　**血液型**：B 型

生年月日：1963 年 7 月 1 日　かに座

住所：東京都渋谷区広尾 1 丁目○・△　　　**本籍地**：大阪府

運転免許証；中型免許

パスポート：XX1234567　有効期限 20　MAR　2027

保険証：01131113

マイナンバー：0000　1111　2222

趣味：旅行、食べ歩き

特技：料理、DIY、自宅の簡単手入れやリフォーム

好きな食べ物：イタリアン・お寿司　　　**嫌いな食べ物**：納豆

持病：肩こり・腰痛⇒腰痛がひどい時はロキソニン 1 錠とムコスタ 1 錠服用

かかりつけの病院：××整形外科

貴子さんまとめていただいて、ありがとうございました。他にも次
の表のような項目も整理しておくと良いですよ。

＜持っているもの＞	
預貯金・銀行口座・印鑑	
口座からの引き落とし	
有価証券	
不動産	
その他資産	
借入金・ローン	
クレジットカード・電子マネー	
保険	
年金	
携帯電話・PC	
web サイトの ID	
宝物・コレクション	
ペットについて	
＜伝えておきたいこと＞	
生活の中で伝えたいこと （自分しか知らないこと）	
家族一覧	
親族一覧	
家系図	
命日・親族メモ	
冠婚葬祭	
友人知人一覧	
健康管理について	

そうなんですね……確かに、自分しか知らないことも沢山あります
ね。今、私に何かあったら、夫も子供も困るかも……私自身もこう
してみたら、忘れてしまっていたり、整理できていないことも多い
かも？（笑）

次に、今、ご家族に伝えておきたいことはありますか？

毎日生活していると、小さなことで腹が立つこともありますけど、こうして振り返ると、夫や夫の母親、子供たちにも感謝しかないですね。みんなと出会ったからこそ、いいことも楽しいことも一杯ありました。仕事や自分のしたいこともできたし、支えてもらって、みんなには感謝しかありません。このように振り返る機会は本当に大事ですね。

本当にそうですね。日ごろ見えないことが見えて来ますね。一筆箋でも良いので、感謝のお手紙を書いてみるのも良いと思いますよ。ご家族の関係性も更に良くなるかも知れないですね。

本当に……今も悪くはないけど、そうなれば、とてもいいことですね。

Step 1 では、今の自分とじっくりと対峙します。等身大の今の自分をじっくり考え、それを視点として過去と未来を考えるようにしていきます。

1 ACPとは

2 ACPの現状

3 看取られの現状

4 「人生の最期」に携われる人々の声

5 自分自身の人生のシミュレーション

6 人生の後始末とは

Step 2

先ほどは「人生の今」を振り返り、まとめていただきましたが、このステップでは、「人生の過去」の出来事や自分の軌跡を見つめてみましょう。
人生で良かったこと、良かった思い出をまとめてみましょう。

少し書いてみました。あまり、良かったと思っていませんでしたが、あらためて思い返すと、結構、いい線いっています。

1．大学卒業後、希望の大手出版社に入社し、編集者になれたこと
2．夫と人並みに結婚したこと
3．長男・長女が生まれたこと
4．海外で MBA を取得したこと
5．編集長になれたこと

次に、人生において頑張ったことを書いてみましょう。

頑張ったことは意外に難しかったです。なんというか、毎日頑張っているようにも思えますし……でも、人生で自分の力の限りに頑張ったって言えるのは、こんな感じです。女性として仕事を両立できたことは、やはり、頑張ったんだと思えます。今となれば、自分を褒めたいです。

1．仕事と家庭（育児）の両立
2．MBA の取得

次に、「ありがとう」と言いたい相手をリストアップしましょう。

1. 夫
2. 夫の母親
3. 子供たち
4. ペットのトイプードルのエイトくん
5. 会社の小池さん
6. 会社の吉村さん

こんな感じで良いですか？「ありがとう」って伝える相手を結構たくさんいますね。きちんと伝えてこなかったように思います。いろいろと初めてなのでよくわからないのですが、自分自身を振り返るのは、なんか色んなことが整理できていいですね。普段は忙しく過ごしているので、こんなに過去のこと、今のことを深く考えることがありません。

それぞれの人にお手紙を書いてみませんか？

いいですね。書いてみます。少し照れくさいな！

Step 2 では、過去の自分とじっくりと対峙します。
Step 1 の今の自分と合わせ、過去の自分を見つめることで、自分の強みや弱み、持っているもの、足りないもの、してきたこと、し残したことも明らかになると思います。これらを基に次の Step に繋げましょう。

1 ACPとは

2 ACPの現状

3 看取り・看取られの現状

4 「人生の最期」に携われる人々の声

5 自分自身の人生のシミュレーション

6 人生の後始末とは

Step 3 ▷

 「人生の今、過去」を振り返っていただきました。次のステップは、これからの自分の人生をデザインしてみましょう

これからの自分ですか？　もうこの年だからな……。何か新しいことは無理。でも、この年だからこそ、終活とかも含めて、人生の後始末というか、仕事や家庭のことも片づけたり、身体が動くうちにすべきことをするとか、考えないといけないのかも知れないですね。人生の最期に後悔のないように。

 そうなんです。一度しかない人生です。後悔のないように最期まで自分らしく生きることができるように考えていきましょう。この年だから……ではないですよ。きっと今この年だからこそ、経験も積み、できることもあると思います。後ろ向きのデザインではなく、前向きにこうなりたいから、準備のためにこれをするという考え方はいかがでしょうか。案外年だからとできないことはないのかもしれません。日々、一日一日が大事なんです。今の自分は何をすべきでしょうか？　次のような視点で考えるのも良いですよ。

★定年は何歳でしょうか？
一応65才かな？あとは嘱託で70歳まではというお話もちらほら？

★将来の夢や希望は？
夫と世界一周とは言わないけど、ヨーロッパをゆっくり周りたいかな。今は仕事や色々と役割もあるからね。そんなゆっくりした旅行はできないですけど。あとは、おうちのDIYもゆっくりしたいな。実は昔、建築家になりたいという夢もちょっとあったんです。なので、お家をリフォームというほどでもないけど、手入れするのは大

好きです。今は小規模なのしかできないけど、大きなことも将来してみたいです。あと、ハワイアンキルト、あれもハワイ旅行で見かけたんですけど、いつかやってみたいな。スペイン旅行で見たフラメンコもやってみたいかも？　今更すると骨折するかしら？　でも、まずは仕事ですね、雑誌をしっかりと作りこんで、軌道に乗せないといけないです。

そうですね。確かに日常や仕事に追われてしまいますね。そこも確かに今の役割として頑張る必要はあるのですが、先ほども言いましたが、悔いのない人生にするために、日々、一日一日を大事に生きてみませんか？　お仕事だけでなく、趣味ややりたいこともやっていきましょう。今日から「新・仁成貴子さん」に変身しませんか？　ご自分の人生をデザインするのです。自動車のハンドルにも遊びが必要です。人生の幅を広げるための遊びを追加しましょう。先の目標やそのために、今を楽しみながら、どうするか、やりたいことの準備を進めることも大切ですね。

例えば、ハワイアンキルトはすぐには無理でしょうか？　小さなものから作ってみませんか？　フラメンコも来月からお教室に行くというのはいかがでしょうか？　お料理の好きな貴子さんならスペイン料理を作るのは今すぐでも大丈夫ではないですか？

確かにそうですね。この年だからとか……忙しいとか……今は無理とか……思ってました。というか言い訳していた気がします。ゆっくり時間ができたらと言わず、日々、一日一日大切に生きることが大事なんですね。人生をデザイン？　素敵だわ。遊び……意識してなかったわ。早速今日の夕食はスペイン料理にしてみようかしら？　パエリアにクレマカタラーナなんかいいかしら。何だかワクワクしてきたわ。これが大事よね。これまでより人生を楽しめそうです。

1　ACPとは

2　ACPの現状

3　看取り・看取られの現状

4　「人生の最期」に携われる人々の声

5　自分自身の人生のシミュレーション

6　人生の後始末とは

まずは、5年先、10年先……の目標やなりたい希望を書いてみましょう。

うーん、おばさんだけど若い時のような新鮮な気持ちになってきたわ。ワクワクして何でもできるような……いつの間にか諦めていたのよね。これが大切なのね。

★5年先に向けて

目標：趣味を楽しんでいる自分になる

なりたい希望：ハワイアンキルトやフラメンコをそこそこできるようになっている

★10年先に向けて

目標：スペインに語学留学をする

なりたい希望：語学を勉強しながら本場でフラメンコを習う

★15年先に向けて

目標：ホストファミリーになる

なりたい希望：海外からの留学生のホストファミリーになる

★20年先に向けて

目標：趣味に没頭する

なりたい希望：家庭内の役割は子供たちに任せ、趣味部屋を作って趣味に没頭する日々を送る、ホームステイで受け入れた留学生の国に時には遊びに行く

 なんかとても素敵ですね。彩りのある感じがしてきましたね。

はい、私もそう思います。楽しい人生になりそうです。一度しかない人生、勿論お仕事も頑張るけど、遊びの部分も大事ですね。毎日変わらないことも幸せだけど、自分の考え方次第ですね。人生の幅が広がった気がします。

それでは次は死ぬまでずっと元気なら何をしたいかを５つリストアップしてみましょう。

> 1．フラメンコが踊れるようになる
> 2．ハワイアンキルトで部屋を飾り、カントリーハウスを作る
> 3．ホノルルマラソン 10km ラン＆ウォークに挑戦する
> 4．ダイビング＆乗馬ができるようになる
> 5．大好きな絵本の読み聞かせのボランティアをする

貴子さん、凄いですね。素敵です。素敵な夢を叶えるために毎日を過ごしてくださいね。そして、誕生日や見直したいと思った時でいいので、毎年見直しましょう。振り返って、より人生を光り輝くものにするために自由にデザインしてみましょう。ご自分の人生は自分自身でデザインできます。「自分で楽しい、自分に生まれて良かった」と思える人生にデザインしましょう。

うわぁ、本当にまだ何にもしてないけど、楽しくなってきました。できることから、やってみますね。上手くできるとか、できないではないのね。自分がしたいことをすればいいんですね。実は、まだ一杯あります（笑）ありがとうございます。この年だからとか思わなくなりました。あと、家族で考えるのもいいかもですね。家族の会話も増えるかもね。

Step 3 では、これからの自分の人生をデザインしていただきました。Step 1 と Step 2 でみつめた今と過去の自分、そこを踏まえたこれからの人生をより充実させるために、どのように生きていくのかを考える機会になったと思います。それでは、次の Step に繋げましょう。

1 ACPとは

2 ACPの現状

3 看取り・看取られの現状

4 「人生の最期」に携われる人々の声

5 自分自身の人生のシミュレーション

6 人生の後始末とは

Step 4 ▷

 この最後のステップでは、いざという時の備えも考えてみましょう。例えば、病気になった時のこと、入院することになった時です。

そうなんですね。確かに、この年齢だと、いつそうなるかも分からないですし、大切ですね。

 下のチェックリストに沿って考えてみましょう。

＜病気になった時・入院することになった時のこと＞

☑ **準備するもの：**
　　下着、着替え、洗面道具、タオル、お箸、スプーン、コップ、小銭、小かばん

☑ **誰に知らせるか？**：子供たち、実家の両親、仕事先の上司

☑ **生命保険はどうなっているか？**：日本○○、府民共○

☑ **家で具合が悪くなった時：**
　　なるべくは車で病院に連れて行ってほしい、救急車は嫌かな

☑ **ペットをどうするか？：**
　　家族で見てほしいけど、無理ならペットホテル○○に預けてほしい

＜私の死生観＞

☑ **どのような最期を迎えたいか？：**
　　静かに眠るように……が理想です。最後まで治療が可能なら頑張る、治療が困難になったら自然に逝きたい。
　　なるべく苦痛はないようにしてほしい。

☑ **どんなふうに亡くなりたいですか？：**
　　おうちの自室が理想。それが難しいようなら病院でもいいから、家族にはそばにいてほしいかな。

＜告知・延命処置について＞

- ☑ **誰かが判断をしなくてはならない場合は誰に判断をお願いしますか？：**
  夫・子供
- ☑ **告知の希望：**告知してほしい
- ☑ **延命処置についての意思：**
  延命処置をして助かるならしてほしい、見込みがないなら要らない。
- ☑ **臓器提供や献体について：**思案中
- ☑ **私の死生観：**
  人は生まれてきたからには、特別なことでなく必ず死ぬと思っている。生きている限りは前向きに生きていきたいと思っている。

＜介護について＞

- ☑ **誰かが判断をしなくてはならない場合は誰に判断をお願いしますか？：**
  夫・子供
- ☑ **介護をお願いしたい人と場所の希望は？：**福祉サービスか施設
- ☑ **介護をしてくれる人に伝えたいことは？：**楽に過ごせるようにお願いしたい
- ☑ **介護のための費用は？：**年金や退職金
- ☑ **財産の管理をお願いしたい人は誰か？：**夫か子供
- ☑ **食べ物について：**その時の自分が食べやすいもの
- ☑ **身のまわりについて：**カントリー雑貨で揃えたい、今から準備しておく
- ☑ **服装について：**おしゃれしたいです
- ☑ **趣味について：**
  最後までできることしたいな、ハワイアンキルトはできるかな？
- ☑ **呼び方：**たかこさん
- ☑ **してほしいこと、してほしくないこと：**痛いことはいやかな

＜葬儀について＞

- ☑ **葬儀の実施について：**家族だけでのお別れの会でいい
- ☑ **宗教について：**仏教
- ☑ **葬儀の業者や会場について：**選んでおきます

1 ACPとは

2 ACPの現状

3 看取り・看取られの現状

4 「人生の最期」に携われる人々の声

5 自分自身の人生のシミュレーション

6 人生の後始末とは

☑ **葬儀の流れの希望について**：自宅でお別れの会、そこから火葬場へ

☑ **葬儀の費用について**：質素にしてほしい

☑ **喪主になってほしい人**：夫か子供

☑ **準備など取り仕切ってほしい人**：娘

☑ **世話役をお願いしたい人**：娘

☑ **戒名について**：要らない、仁成貴子でいい

☑ **香典について**：不要

☑ **供花について**：不要

☑ **葬儀に呼んでほしくない人**：いない

☑ **棺に入れてほしいものについて**：

服は用意しておいたものを着せてほしい、あとはお花とキルトのバック（持っていきたいものを入れておきます）

☑ **葬儀で使ってほしい花について**：赤いバラがいい、棘はとってほしい

☑ **葬儀で使用したい音楽について**：安室ちゃんかな、「Finally」

☑ **遺影について**：撮っておきます

☑ **葬儀や納棺時の服装について**：用意しておきます

＜お墓について＞

☑ **希望するお墓**：

みんなの都合の良いように……あとのことを考えるとお寺の納骨堂がいい

☑ **お墓の場所**：みんなの都合の良い場所

☑ **お墓を継承してほしい人**：子供

☑ **お墓や供養にかかる費用について**：あれば置いときます（笑）

☑ **してほしいこと・してほしくないこと**：たまにはお墓参りに来てね

＜遺言書について＞

☑ **依頼・相談している人**：なし

何だか重要なことだけど、今まで全く考えてなかったです。
私の最期は、家族になるべくなら迷惑をかけないように、普通に自
然に逝きたいなと思ってはいるけど、こういうのって、普段話さな
いわ。ここをしっかり家族と話しておくことも大切ですね。

そうですよね。親や親せきの最期を見ていても、大抵はバタバタと
時間のない中で、葬儀屋さんの言うままに決めてしまいますもん
ね。今はまだイメージがつかないかも知れませんが、もしも…の時
についても、しっかりとリサーチして準備しておくことが大切です
し、そうすることで、貴子さんのおっしゃる家族に「迷惑をかけな
い」ことにも繋がるでしょうし、無駄なお金をとられることもあり
ません。生きている延長のように生活の一部として準備、デザイン
をすることで、安心して、ここから先の人生もより大切に楽しむこ
とができるかも知れないですね。プラス思考で考えましょう。

本当にそうですよね。遠くて近いこと、極端に言うと明日かも知れ
ないこと。ダークなイメージを持たず、自分らしく生きることの延
長として考えるといいのですね。本当に今回はいい機会を得ること
ができました。実は、年齢的になんかあまり先行きに明るさは感じ
てませんでした。いい時は終わったのかな？みたいな（笑）
しっかりと準備して、これからを大切にする。今までになかったこ
とも幅を広げて楽しく生きていきたいと思います。プラス思考で考
えます。今回の機会を得て人生が色鮮やかになった気がします。人
生を楽しむことを頑張りますね。本当にありがとうございました。

1 ACPとは

2 ACPの現状

3 看取り・看取られの現状

4 「人生の最期」に携われる人々の声

5 自分自身の人生のシミュレーション

6 人生の後始末とは

④ まとめ

　人生の最終段階まで、自らの意志で生き抜くために、この章は、プラス思考で考える一つの方法を示した。人生いつでも青春でいたい。岡本太郎は、「人生はキミ自身が決意し、貫くしかないんだよ」「人生、即、絶対的な闘いなのだ。それは、絶え間のない、永遠の冒険だと言ってもいい」と述べている[6]。

　人生100年時代となった今こそ、自分の人生をいかにデザインするかという考え方で、一人ひとりが人生のデザイナーになることで、自分の持てる時を輝けるものにしていけるのではないかと考える。

　人生は山あり谷あり、幸せな時も試練に出会う時もくじけそうになる時もある。だからこそ、自分だけでデザインするのではなく、自分のことを客観視し、中立的立場で、プラス思考で支援してくれる第三者のファシリテータが必要であると考える。医療者・カウンセラー・宗教家などがこのような役割を担うようになることを望んでいる。

参考文献

1) ベネッセ教育総合研究所：国際6都市（東京・ソウル・北京・ヘルシンキ・ロンドン・ワシントンDC）における小学生の学習に関する意識・実態調査．ベネッセ教育総合研究所．pp56-63.2007.
2) ヴィクトール・E・フランクル，霜山徳爾訳：夜と霧ドイツ強制収容所の体験記録．みすず書房．Pp177-192. 2019.
3) 岡本太郎著岡本敏子編：眼美しく怒れ．チクマ秀版社．Pp161-162.1999.
4) 阿部幸恵監修、藤野ユリ子編：看護基礎教育におけるシミュレーション教育の導入基本的な考え方と事例．日本看護協会出版会．Pp10-13.2018.
5) 阿部幸恵監修、藤野ユリ子編：看護基礎教育におけるシミュレーション教育の導入基本的な考え方と事例．日本看護協会出版会．Pp15.2018.
6) 岡本太郎著、岡本敏子監修：強く生きる言葉．イースト・プレス．Pp36,44. 2003.

人生の後始末
（死後の後始末）

第6章 人生の後始末（死後の後始末）

この章では、自分らしく人生を生き抜いた後、人生の最終段階を迎え、その後の家族や周囲に起こりうることをまとめてみた。

死後にするべきことは、「遺体の始末」「居住の始末（住居、遺品などの処理）」「社会的な始末（遺産の整理など）」の3つである。貯金や生命保険で葬式費用を賄う人は多いが、通帳や保険証書、印鑑の所在がわからず困ったということを耳にする。10年間出入金のない口座は名義人に確認通知を出すが、連絡がとれないと休眠口座となり、簡単に引き出せなくなる。生命保険金も請求期間は被保険者の死亡後3年と約款で定められている場合が多い。

また、エンディングノートに記していても、家族がノートの存在を知らないと希望は実現されない。遺言書は本人のサイン、押印、贈る物と贈る人の特定が本人の直筆で書かれていれば法的効力を持つ。これらは心身共に健康なうちに、信頼できる人に託すことが望ましい。

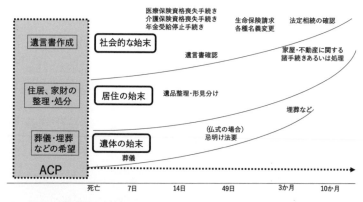

図6-1　死後の後始末の様態

「遺体の始末」は、経時的な法要と埋葬をもって一区切りつくことができる。しかし、「居住の始末」「社会的な始末」は生前からの準備のあり様によって、遺された家族に大きな負担を強いることにもなりかねない。したがって、死後の後始末であっても、元気な時から ACP の一環として準備すべきである（**図 6-1**）。

① 遺体の始末

（1）遺された家族が困らないために

自分が希望する遺体の始末については、遺族が困らないよう、実現可能なものでなければならない。献体は本人の事前申し込みが必要である。音楽葬ならかけてほしい曲、遺影としたい写真は準備、保管しておく。散骨ならどこで粉骨し、どこに撒くのかを具体的に決める。その際、散骨希望場所の自治体は散骨を認めているのかも、事前に調べておくべきである。

自分の死を知らせる際、死亡直後に連絡する人、葬儀に呼ぶ人、後日通知すれば済む人に分けたリストも作っておくと、遺族が困らない。

1）葬儀について

「葬儀」とは葬送儀礼の略称で、看取り、納棺、通夜、告別式、火葬、納骨、四十九日までの喪に服す期間に行う一連の儀式である。「葬式」は死者を弔う一部の儀式を指し、一般的に死の発生から火葬までの儀式を指すことが多い。

周囲に告知する葬儀を「一般葬」、家族など親しい人に限定した葬儀を「家族葬」と呼ぶ。通夜と告別式をして火葬するのは同じだが、会葬者数が一般葬は60〜70 人、家族葬は 10〜30 人と異なる。通夜や告別式をせずに火葬する「直葬」もあり、会葬者はもっと少ない。葬儀の小型化が増えた理由として、故人が高齢で周囲との付き合いがない、喪主も高齢で会社関係の弔問がないことなどがある。

家族葬のメリットとデメリットは次の通りである。

1 ACPとは

2 ACPの現状

3 看取り・看取られの現状

4 「人生の最期」に携わる専門家の人々

5 自分自身の人生のシミュレーション

6 人生の後始末（死後の後始末）

付録 人生を自分らしく生き生きと生きるための手引き

●メリット

　喪主ら遺族は、通夜や告別式当日前後に葬儀社との交渉や僧侶への挨拶、死亡の届出などの事務的処理で多忙となる。また、故人の介護や入院の付き添いをしていた場合は、過労となっていることも多い。多くの会葬者が葬儀に訪れると、気配りする場面が必然的に増えるが、会葬者を気心の知れた人に絞り込んでいるため、自由が利く。故人の好きな音楽をかけ、好物を供えるなど、自分たちのスタイルで送ることができる。

●デメリット

　人数を絞ることばかり考えると、故人の兄弟姉妹、故人の子供が結婚している場合はその配偶者の関係者は忘れがちとなり、声をかけ忘れることがある。故人の交際範囲が広いと、死亡の事実を伝えたい気持ちと、こじんまりとしたい気持ちの両立が難しくなる。後日、「線香をあげさせてほしい」と自宅を訪れる人がいると、遺族はいつまでもくつろげない。このような場合は故人と付き合いのあった人に、葬儀に声をかけなかったことを詫びるとともに、家族葬で送ったことを報告する手紙を書くと良い。あるいは葬儀に呼ばなかった方を集め、お別れの会を開くケースもある。

　「直葬」は通夜や告別式を行わず、死後 24 時間、自宅や病院、高齢者施設などに安置した後、火葬することである。菩提寺があって直葬する場合、墓に納骨する際にトラブルになる可能性もあるため、必ず寺と相談する。

　直葬の増加は、儀礼という文化が薄れることを意味する。子供や孫たちが遺体を目にし、触れ、人の死とはどういうことかを体験する、あるいは、多くの人が育んできた知恵を次世代に引き継ぐ、という教育の場は必要だと考える。

2) 葬式費用

　遺族と葬儀社とのトラブルで多いのは、見積額と請求額が異なるなどの葬式の契約・解約に関するものである。見積額を確認し、納得して契約すべきであるが、遺族はじっくり検討する時間がなく、また冷静に判断できる状況にない。したがって、家族などと生前に話し合うことも、トラブル回避の有効な手段の 1 つとなる。

　葬式費用は生活に必需的な費用ではなく、また、会葬者からの香典は非課税であるため、所得控除対象にはならない。しかし、人の死亡に伴い生じるもので、

社会通念上も相続財産から支払われると認識されており、遺産総額から差し引くことができる。葬式費用に関しては**表 6-1** の通りである[1]。

表 6-1　葬式費用となる範囲

葬式費用になる	①葬式、火葬や埋葬、納骨の費用（仮葬式や本葬式を行った場合は両方にかかった費用が認められる） ②遺体や遺骨の回送にかかった費用 ③葬式前後に生じた費用で通常、欠かせない費用（通夜にかかった費用など） ④寺などの読経料、戒名料、布施等 ⑤死体の捜査または死体や遺骨の運搬にかかった費用
葬式費用にならない	①香典返しの費用（香典はお悔やみであり、贈与税の対象とならない ➡ 香典への返戻行為は、葬式費用に該当しない） 　ただし、参列者への会葬お礼の費用は、以下の通りで扱われる 　　a. 会葬お礼をして香典返しをしない場合は会葬お礼が香典返しと見なされ、葬式費用に該当しない 　　b. 会葬お礼と香典返しをした場合は、会葬お礼の費用は葬式費用に該当する ②墓石や墓地購入費用、墓地貸借費用 ③初七日や法事などの費用

　初七日法要を通夜、告別式とは別途に行った場合は、葬式費用に該当しない。しかし、最近は告別式と同日に初七日を執り行うことが増えており、費用が区別されていない場合に限っては、葬式費用に含めて構わない。

3）墓・納骨

　家制度が崩壊している現在、納骨のあり様も多様化している。先祖代々の墓に入る以外に血縁を超えて入る合葬墓、ペットと同じ墓に入る、遺骨を専用ロッカーで安置する納骨堂、散骨、自宅で故人を偲ぶ手元供養などがある。

　新たに墓を建てる場合の墓地としては、寺院内にある寺院墓地、自治体が運営する公営墓地、民間霊園がある。生前に条件を確認し、現地見学して選ぶことが重要である。

1 ACPとは

2 ACPの現状

3 看取り・看取られの現状

4 「人生の最期」に携わる専門家の人々

5 自分自身の人生のシミュレーション

6 人生の後始末（死後の後始末）

付録 人生を自分らしく生き生きと生きるための手引き

(2) エンゼルケアとは

1) エンゼルケアの概念

　従来、死後の処置は病原菌の飛散防止が目的とされ、いくつかの慣習が定番として行われていた。処置とされていた行為が「エンゼルケア」と言葉が変わり、科学的な遺体管理をふまえた上で家族の意向を尊重し、柔軟に対応するものへと進化してきた。したがって、言葉と共に、中身も「処置」から「ケア」に変わらなくてはならない。

　死亡確認後に行うすべてのケアがエンゼルケアである。その中に患者の身体を清潔にし、死による外観の変化を目立たせないように穏やかな姿に整えるエンゼルメイクと、家族がこの現実を受容できるように援助するグリーフケアが存在する [2]。したがって、エンゼルケアは従来の「死後処置」よりも広い意味を含む概念と言える。

2) 看護師にとってのエンゼルケアの意義

　日本では、遺体は法律上「物」と見なされるが、遺体に向き合う者の指針として「科学的理解」と「倫理」が挙げられる。すなわち、看護師としての知識と倫理観に基づくコミュニケーション能力、清潔・整容ケア技術、家族状況をアセスメントする能力が求められるのだ。

　エンゼルケアは最後の看護であり、経験値からくる貴重な学びを先輩看護師が後輩看護師に伝えていく場でもある。しかし、明確な手順がある他の看護技術とは異なり、教わる先輩看護師によって方法に違いがある。また、根拠を持たず、教わったことをそのまま行っている傾向もある。現在、一般的な遺体には詰め物は不要であるが、「詰める」という刷り込みがあると「現場では、そうすることになっている」と一律に詰めてしまう。

　変化した遺体の状況を看護師が実際に目にする機会は少ないが、看護師は自ら行ったケアには責任がある。したがって、遺体の変化に関する根拠を知ってケアを行うべきであり、臨床現場での教育が重要である。また、先輩看護師からの学びの中には、マニュアルでは伝えられない個々の看護観や死生観がある。これらをどのように後輩看護師に伝えていくのかが課題である。

1 ＡＣＰとは

2 ＡＣＰの現状

3 看取り・看取られの現状

4 「人生の最期」に携わる専門家の人々

5 自分自身の人生のシミュレーション

6 人生の後始末（死後の後始末）

付録 人生を自分らしく生き生きと生きるための手引き

3) 遺族にとってのエンゼルケアの意義

　家族のグリーフケアは、生前の患者・家族へのケアの様態が影響する。つまり、看護師との信頼関係の様態であり、エンゼルケアは主として担当看護師が行う方が良い。

　家族のグリーフケアは、美しく整えられた遺体を見て「よい生であり、よい死であった」と感じることから始まる。また、遺体の変化を見ることは、遺族にとっても「死」に接し、受容していくための大切な機会となる。葬儀簡素化の中で、一層重要なことだと考える。

(3) 生前から始まるエンゼルケア

1) 身体面へのケア

　生前のケアが遺体に影響するため、終末期を迎えた時からエンゼルケアは始まる。死後、酸素マスクの跡が紫色として出現するのを防ぐには、治療中からマスクやゴムひもの圧迫を最小限にするよう注意する。サージカルテープは強い粘着力があり、剥がす際に角質層の剥離という不可逆的損傷をもたらすため、低侵襲性のテープを用いるなどの工夫も必要である。

　在宅では多様な状況に対応できるよう、事前に医師と相談しておくことも必要である。特に、死亡診断前に看護師がエンゼルケアを始める場合は、そのことを事前に医師から家族に伝えておいてもらうと、家族も訪問看護師も安心できる。

2) 家族への看取りの準備についての説明

　多くの看護師は家族といつ、どのように看取りの準備について相談するべきか、迷い悩む。まだ生きているのに亡くなった時のことを話すことには、誰もが躊躇する。死を認めたくない家族の気持ちを理解しつつも、死の前後は慌ただしくなるため、実際的な備えをしておく必要がある。このような体験をする機会は少ないため、看護チームで共有して進めていく。

● 「いつ」話すか

　最適なのは、医師が「死が近い」と家族に説明した時である。この直後、もしくは少し時間をおいて家族と話し合う機会を設ける。

● 「どのように」話すか

　「悲しいお話をしないといけないのですが、今後のことについてご相談したい」と切り出す。家族が涙ぐむ、沈黙するなどの感情表出が見られたら、家族の気持ちに寄り添った声かけや、肩や背中へのタッチングを行う。「今、心配なことはどのようなことですか」「こうしてあげたいといったご希望はありますか」と、家族の理解の程度を確認しながら、意向を聴く。最後に「お話ししてくださって、ありがとうございました」と謝意を伝える。家族の理解の程度を確認せずに一方的に話すと、何も伝わっていないことになる。可能な限り専門用語を使わず、わかりやすい言葉で説明する。

　家族との信頼関係が構築できていれば、旅立つ準備として受容してもらえるだろう。しかし、死を受容する準備が整っていない場合、家族から不謹慎だと怒りをぶつけられることもあり得る。家族の気持ちに寄り添っていたか、説明や関わり方など、対応した看護師個人の問題としてではなく、看護チームとして振り返ることで、チーム全体の成長につながると考える。

(4) エンゼルケアの実際

1) 死亡確認後の家族への説明

　家族は動揺と慌ただしさの中、次々と判断しなければならない現実的作業がある。患者としっかり別れの時間を過ごした後は、家族がすべきことを1つずつ説明する。帰宅の搬送車や着物の手配に悩んでいる場合は相談に乗る。

　家族が説明をどのように理解しているのかも確認する。説明内容が家族に伝わっていない場合は、もっとわかりやすい説明に修正する。大切な家族を亡くせば冷静ではいられないのは当然のことであり、家族が"理解できる言葉"での説明や情報提供も含めたコミュニケーション能力が必要となる。

　次にエンゼルケアの目的と流れを説明する。医療機器等の取り外しや清潔・整容ケアを行うこと、退院時の移送方法、遺体の変化に関する情報を説明する。清

1
ACPとは

2
ACPの現状

3
看取り・看取られの現状

4
「人生の最期」に携わる専門家の人々

5
自分自身の人生のシミュレーションの

6
人生の後始末（死後の後始末）

付録
人生を自分らしく生き生きと生きるための手引き

潔・整容ケアは家族も参加できることを伝える。「ご家族でお別れをしてください。落ち着いたら○○様のケアをさせていただきますのでお声をかけてください」と言葉をかけ、10分くらいの時間をとる。家族が遺体としっかり対面して感情表出できるように、家族だけの時間を作る必要があるが、高齢者1人の場合や突然死などで錯乱に近い状態で家族の安全確保が必要な場合などは、状況を判断して寄り添うべきである。

　そして、必要物品を準備したら、忘れ物を取りに行くために部屋を出入りすることがないよう、不足がないかを確認する。エンゼルメイクを含むケアについては、多くの書籍が出ているので、参考にすると良い。

2) エンゼルケアへの家族の希望を聴く

　家族への十分な説明と同意は不可欠である。家族が頼んでもいないケアを行うと、トラブルになりかねない。十分な説明と意向を聴きながらのケアで、家族の安心と納得を得る。遺体を冷やす、針を刺す際には、「寒そう」「痛そう」「可哀想」という家族の訴えを傾聴しながら、冷却や穿刺の必要性を説明する。

　また、国籍やその地域の風習、宗教上で大切にしていることもある。生前に関係構築する時間がもてず、家族に尋ねにくい場合は、こちらの行っているやり方を伝え、可能な限り希望を取り入れることを説明する。家族からの具体的な要望が出されたら、それについての看護師の判断を伝えると良い。家族間で意見が分かれた場合は、「本人ならどうしてほしいか」の視点で検討してもらうと、落としどころが見つかりやすい。ただし、次々と質問や提案をすることは控える。そして、「お話してくださってありがとうございました」と感謝の言葉も忘れずに伝える。

　遺族が湯灌（入棺する前に遺体を湯で洗うこと）を希望した場合、大半は葬儀社によって行われので、エンゼルケアとの違いを説明する。湯灌を予定している場合は、看護師のエンゼルケアはシンプルにする。そして、ケア時には「○○さん、お身体を綺麗にさせていただきますね」と、生前同様の言葉遣いや態度で接する。

3）家族と一緒にエンゼルケアを行う意味・方法

　家族がエンゼルケアに参加することは、死別の悲しみや辛さに折り合いをつけるための時間となる。しかし、家族の心情や患者－家族の関係性を理解せずに促すと、返って辛い体験となるため、慎重に見極める必要がある。また、急死や受容しがたい死である場合、参加を拒む人もいる。可能であれば家族の誰かに看護師がケアしているところを見てもらい、後で「こういうケアをしていた」と、家族間で語り合えるようにすると良いだろう。その人に聞こえるように、「次はこうしますね」と声をかけながら進める。

　家族に参加を促すためには、「ご家族の希望をうかがいながらケアをしたいのでお願いします」「○○さんも1人ではお寂しいと思うので付き添っていただけませんか」と声かけをする。遺体近くに集まってもらい、どこに位置すればよいのか声をかける。最初は遠巻きに見ていたとしても「あなたは右手を拭いてあげてください」「あなたは左足を支えてくださいますか」と促していくことも必要である。

4）エンゼルケア実施後の家族への指導

　家で人が亡くなり、葬儀を地域のコミュニティが協力して行っていた頃は、遺体の変化を身近に感じる機会があった。しかし現代では、慣習について講釈する高齢者もいなくなり、葬儀に参列しても顔だけ見てお別れをする経験しか持たない人が増えた。遺体についての誤った情報もインターネットなどで出回り、必要以上に遺体への不安を抱くことがある。知らないことが不安につながり、場合によっては医療への攻撃につながる可能性もある。したがって、看護師は根拠のある説明をしなければならない。また、葬儀社との連携も重要となってくる。

　遺体の腐敗や乾燥、感染対策などは、「なぜ」「どのようにするのか」をわかりやすくまとめた文書を家族に渡すと良い。時間の経過とともに遺体が変化すること、特に死亡時に高熱を発していた場合は腐敗が早いが、これは自然現象であることを家族に説明する。そして、家族ができること、葬儀社に対応してもらうことを具体的に説明すると良いだろう。

1 ACPとは

2 ACPの現状

3 看取り・看取られの現状

4 「人生の最期」に携わる専門家の人々

5 自分自身の人生のシミュレーション

6 人生の後始末〈死後の後始末〉

付録 人生を自分らしく生き生きと生きるための手引き

5) エンゼルケア時の感染対策

　遺体からの感染力は生前よりも低下するが、標準予防策を基本とし、生前と同じ対応をとる。遺体となった瞬間に消毒や手袋を着用して患者に触れる必要はないが、感染症があって援助時に手袋を使用していれば、エンゼルケア時も手袋をして行う。家族には手袋をする理由、遺体が不浄だからするのではないということを説明する。

　ただし、結核の場合は生前と同様の対応に加え、着替えや移送時に胸部を圧迫して結核菌が空中に浮遊しないよう留意する。拭ったティッシュペーパーなどはビニール袋に入れて口を閉じて捨てる。直接触れた場合の手は流水でよく洗う。

(5) 遺体は変化する

　死と同時に生体の全機能が不可逆的に失われる。生体を維持していた恒常性や免疫機能が急速に失われ、遺体内部では物理学的・化学的・微生物学的変化が急速に生じ、時間とともに変化する。腐敗、鼻や口からの漏液、止血しにくい、皮膚の変色、硬直してもまた緩むなど、様々な変化が起こるが、病態によって変化の内容に個人差がある。

　看護師が遺体の経時的変化を見る機会はほとんどないが、家族はその変化を不安と恐れを抱きながら見守り続ける。したがって、遺体が変化することは自然現象であり異常ではないことを、看護師は家族に説明する責任がある。

1) 変色

　皮膚が変色するのは、細胞における水分量・血液量が影響するからである。特に顔面は皮下の構成が他の部位に比して粗く、水分や血液がたまりやすい[3]。また、黄疸がある場合は死後約24〜36時間で淡緑色へ変色し、36〜48時間ほどで淡緑灰色へと変色する[4]。これらのことを家族に説明しておくことで、家族の不安は軽減できる。

2）遺体の変化へのケア

①冷却（クーリング）

　生体にとって心地よい環境と、遺体にとってよい環境は異なる。遺体にとって最もよい環境は気温4〜6℃、湿度70％である[5]。体温と水分と栄養が菌繁殖を加速するため、高体温状態で亡くなった、浮腫がある、肥満や栄養分が多い、重篤な肺炎や敗血症など全身の感染症がある遺体は腐敗しやすく、進行も速く激しい。一方で、緩やかに死に向かう在宅死では腐敗しにくい傾向にある。医師の方針にもよるが、医療介入度が低く、補液量が少ないことがその一因と考える。

　腐敗を予防するためには、死後3時間以内の確実な冷却が不可欠である。したがって、室温は低いほど良いのだが、エアコンで冷やすのは逆効果である。冷房でも暖房でもエアコン使用は湿度が下がるため、乾燥を助長することとなる（後述）。室温は、生きている人にとって「少し寒いかな」というくらいで十分である。

　室温以外で遺体を冷却する方法はある。ぬるま湯での清拭は、皮膚の水分が気化する際に体温を下げる。死後の清拭は身体を清めるだけでなく、遺体の温度を下げる意味もある。血液などが重力で沈下するのと同様に、背部は熱が溜まりやすい。ベッドから身体を一度離し、シーツを替えることでマットレスの熱が抜け、遺体の温度を下げる効果がある。

　また、体幹部にドライアイスを乗せ、布団をかけておけば温度も湿度も保持できる。ただし、ドライアイスを直接皮膚の上に置くと火傷を引き起こすため、必ずタオルで包む。ドライアイスは超低温であるため、タオルで包んでも効果は減衰しない。葬儀社がドライアイスを腹部に乗せることもあるが、腹水のある遺体は腹部に圧迫を加えることになるため、側腹部を冷却する方が良い。

　在宅での看取りの場合、死亡時間によっては翌朝まで医師による死亡診断ができないことがある。死後変化は死亡直後から始まり、腐敗も不可逆的に進行するため、葬儀社などのアドバイスを受け、冷却しておく必要がある。

②保湿（乾燥防止）

　死後、血液循環が停止すると急激に皮膚の乾燥が進む。栄養状態不良によってるい痩があると、皮膚が乾燥していることが多い。清拭などの清潔ケアをすることで、さらに油分が奪われてしまうため、保湿ケアを行う必要がある。

室内の湿度は 50％、最低 40％を目安とし、布団などで覆い、耳たぶや鼻などの露出部分に保湿クリームを塗る。

③死後硬直

硬直が発生した部位は、マッサージとともに優しく関節の屈伸を行うと硬直が緩和してくる。伸ばしたい時は、一度曲げてから伸ばすのが原則である。

（6）葬儀社との連携

1）専門性の違いを認めての連携

葬儀社は葬祭のプロであり、安全に遺体を運び、無事に葬儀を済ませることが仕事である。故人をその人らしく、家族も納得するかたちで見送りたいという目標は、看護師も葬儀社も同じである。「その人らしさ」を求めてメイクなどを工夫することは大切だが、遺体の変化は必ず起こる。看護師が火葬まで付き添って遺体管理を担うことは不可能なため、葬儀社にお願いしなければならない。したがって、互いの得意分野で力を発揮し、不足は補い合うなどの役割分担、連携が不可欠であり、重要である。

2）退院（所）時の配慮

家族が故人の側にいられる時間を配慮する。退院（所）までの間は、可能であれば病室や居室で待ってもらう。各施設の考え方に準じて行うが、葬儀社のストレッチャーを利用する場合、葬儀社スタッフがさりげなく施設やフロアに入り、移動できるよう、スタッフが付き添うなど配慮する。退院（所）時は人通りの少ない廊下を通り、スタッフが見送りをする。見送りに際しては、車の発進時に一礼し、車が見えなくなるところで頭を深く下げて一礼する。

3）感染症、リスク、詰め物についての情報共有

一般的な遺体からの 2 次感染の可能性は限りなくゼロに近い。しかし、出血などを伴う感染症ではリスクが若干高まる。結核などの飛沫感染では、有効なマスクの装着、飛沫核が付着した遺体周囲の物品の取り扱いへの注意が必要である。したがって肝炎の既往歴も含め、感染症のある遺体については、葬儀社に情報提

1 ACPとは

2 ACPの現状

3 看取り・看取られの現状

4 「人生の最期」に携わる専門家の人々

5 自分自身の人生のシミュレーション

6 人生の後始末（死後の後始末）

付録 人生を自分らしく生き生きと生きるための手引き

供すべきだと考える。また、詰め物をしているか否か、褥瘡や創、ドレーン抜去痕がある場合など、予測されるトラブルについても情報提供すべきである。ペースメーカーのある遺体の場合、火葬場スタッフにもその旨を伝えてもらうと良い。

　しかし、葬儀社スタッフが看護師に遺体に関して尋ねても、把握していない、個人情報を理由に断るなどの状況があるため、家族から情報を得ているという [6]。病院・施設から葬儀社への遺体の感染症やトラブルに関する情報提供、トラブル発生状況や対処方法を葬儀社から病院・施設にフィードバックするといったシステム構築が必要だと考える。

(7) エンバーミング

　エンバーミングとは「遺体を保存し、損傷があれば修復や防腐的処置をする」ことである。

　具体的には股動脈や総腸骨動脈を使って防腐剤を体内に約3リットル入れ、その後、鎖骨下静脈から抜くという方法をとる。これにより、ほとんどの常在菌、あるいは医療によって引き起こされる MRSA などの菌はすべて除去される。また、消毒保存のほか、疾患による容貌の変容や事故による破損・切断を復元するための皮膚形成処置、化粧なども含まれる。遺体は腐敗しないし、メンテナンスをすれば理論上は半世紀は維持できる。

　エンバーミングは、紀元前4世紀頃のエジプトにルーツがある。17世紀後半は医学生などが遺体解剖する際の液状防腐剤（ホルマリン）の開発が進んだことで、この保存技術を葬儀に応用したと言われている。火葬など宗教的背景が日本とよく似ているシンガポールでは、全死亡の7割がエンバーミングを行う。国土が狭く亜熱帯地区のため、死後に結核や肝炎、HIV などの感染源にならないようにという政府の考え方によるものである [7]。

　温暖化により、日本も亜熱帯地区になる可能性は高い。また、現在でも火葬場は過密状態で、多死時代が到来する近い将来、今以上に火葬待ち状態が起こるであろう。そして、核家族化や家族の地理的分散、海外移住が増える中で、葬儀に来られない人が出てくる。火葬の日時を気にせず、故人を中心とした家庭的な葬

1 ACPとは

2 ACPの現状

3 看取り・看取られの現状

4 「人生の最期」に携わる専門家の人々

5 自分自身の人生のシミュレーション

6 人生の後始末（死後の後始末）

付録 人生を自分らしく生き生きと生きるための手引き

儀ができるという意味において、エンバーミングの需要は増すかもしれない。

　エンバーミング費用は約 20 万円で祭壇が不要となるため、葬儀にお金をかけたくない人たちのニーズに合う。しかし、エンバーミングを行っても、四十九日が終われば火葬することが多いため、お金をかけて実施する必要はないという考えもある。また、肌がゴムのような質感になることから、身体に触れたいと思う日本人の思いに添うのかとの疑問もある。

(8) その他；儀礼

　家で人が亡くなる、家で葬儀を執り行うことが少なくなり、儀礼などについての知識も不足しがちである。ここでは、筆者が戸惑った事例をあげて対処方法を示す。

- 衣服（着物）の着せ方：故人の好みを尊重した衣服を用いるのが良い。昔は死への恐怖心から死後と現世との間に境をつくるという意味で「生前と死後の方法を真逆にする」風習から着物は左前に着せていた。しかし、着物は右前に合うように柄が作られており、左前にすると柄が不自然になる。風習を重んじて左前にするか、着物が映えるように右前とするかは、家族で決めて良い。結び目も逆にすることが通常行われているが、これも家族で決める。キリスト教や神道は必ずしも縦結びにする必要はないが、蝶々結びではなく、固結びにする。洋服の場合も同様である。
- 「北枕」とする遺体の安置：これは仏教の考えによるものである。家庭の宗教観や家屋の構造により、遺体安置する向きは異なる。「刃物を置く」「末期の水」なども慣習として残っていたが、どの程度行いたいかは家庭で異なる。家族と相談して決める。
- 遺体を寝かせるのは、本人が使っていた布団で良い。布団カバーやシーツ、枕カバーも白でなくても故人の好み（柄物など）でかまわない。
- 仏壇は閉めたほうが良い。神棚がある場合は、半紙などを貼って隠す。

（9）在宅医療を支える医療・介護専門職

　自宅で亡くなっている利用者をヘルパーが発見した場合、警察が検死を行う。警察は役割として事件性の有無を問題にするため、第一発見者であるヘルパーや関係者であるケアマネージャー、訪問看護師などが事情を聴かれることになる。普段のケアの詳細を適切に記録していると、スムーズに対応できる。

　検死となると死亡推定時刻判定のため、遺体を冷却することができない。かかりつけ医が病死判定すれば検死をする必要はなく、遺体に無用な傷をつけずに済む。独居の場合、かかりつけ医と訪問看護ステーションの電話番号、疾病・既往歴、使用している薬剤などを、できるだけわかりやすく室内に示しておくと良い。訪問看護ステーションに警察から問い合わせがあった場合は、そのことを速やかに伝える。

② 居住の始末

　ケア提供者が直接行うことはないが、在宅医療を支えている医療・介護専門職においては、生前の本人や家族から助言を求められることがある。ACP をふまえた準備の重要性を説明すると良いだろう。

（1）始末の前の準備

　遺品などの片付けに参加できるのは誰か、兄弟とは相談しやすい関係か、距離や健康面で無理がないか、片付けに割ける時間はどのくらいなのか、などを確認する。肉体的にも精神的にも負担となる作業であるため、現実的な方法を考える。

　現状把握後は、効率的に動くための情報収集をする。まずは、ゴミの収集日と出し方のルールを確認する。何が有料なのか、割安で引き取ってもらえるサービスはあるのか、自治体に問い合わせる。ゴミの処分には車も必要となるので、車を保有していなければレンタカーを借りるのか、知り合いに借りるのか、誰が運転をするのかも含めて検討する。不用品処分の業者に頼みたい場合は、事前の情報収集が不可欠である（後述）。

（2）片付け方

　日常的に使っているものが多い台所から始めると良い。台所は、どれが古くて不要なのかを判断しやすい物が多く、最初に手を付ける場所に適している。庭やベランダ、物置も捨てやすい物が多く、早い段階で行うと良い。何も置かれていない床を増やしながら、片付けが進んでいることを目で見て実感できると、モチベーションを保持しやすい。

　アルバムの写真は１枚ずつスキャンして USB メモリーなどに保存し、現物は処分する。思い出にまつわる物は写真データで残すなどの工夫をする。

（3）リサイクルと処分

　物を生かす方法として、リサイクルショップやフリーマーケットなどに売る。いくら良い物、思い出深い物であっても、時代と共に生活スタイルが変化しているため、需要が無ければ売れないということも念頭に置いておく。

1）客用布団や座布団など

　新品であっても重い、サイズが時代にマッチしないと売れない。「綿を打ち直して」という時代でもない。大きな布団をそのまま処分することは難しいため、布を裂いて綿を小分けにし、一般ゴミとして捨てるのも１つである。

　座布団は寺などに寄付することもできるが、最近は椅子を使っていることが多く、断られることもある。近所のいくつかの寺に交渉して断られたら、処分する方が気持ちも萎えず、労力も省ける。引き取ってもらえたならば、茶碗や茶托なども貰ってほしいと交渉する。

2）タオル類

　新品はリサイクルショップに売る、フリーマーケットやバザーに出すと良い。箱に入った新品でも、折り目の箇所が変色していたり、時代と共に微妙にサイズが異なっていたりする。そのため、これらは売れない。古いタオルも含め、動物病院や動物保護団体などに寄付すると良い。

1 ACPとは

2 ACPの現状

3 看取り・看取られの現状

4 「人生の最期」に携わる専門家の人々

5 自分自身の人生のシミュレーション

6 人生の後始末（死後の後始末）

付録 人生を自分らしく生き生きと生きるための手引き

3）電化製品や大型家具

　購入3年未満ならリサイクルショップが引き取ってくれるが、それ以外は処分する。大型の電化製品や家具は運搬費用もかかるため、売れる場合でも、メリットがあるか否か考える。

4）不用品処分の業者に依頼する

　必ず相見積もりをとり、比較して選ぶ。追加料金が必要か否か、必要となるのはどのような場合なのかも確認する。料金は片付ける荷物の量、建物とトラックの間の距離、台車やエレベーター使用の有無でも変わる。遺品整理を含む場合は、遺族に戻す物の選定などもあり、加算される。実際の作業には本人や家族が立ち会う方が良い。

（4）空き家となった住居について

1）家を所有、管理する

　管理委託費や固定資産税、火災保険料などを試算する。火災保険は住宅物件と一般物件があるが、空き家は通常、一般物件とされ、住宅物件よりも保険料が割高になる。水災、盗難、水漏れなどの補償内容によっても保険料は変わり、一般物件は地震保険に加入できない。空き家になる前に住宅物件として契約していた場合は解約し、一般物件として再契約する必要がある。また、空き家の火災保険は断られるケースもあるため、必ず契約先の損害保険会社に問い合わせる。共済保険の火災共済は、損害保険会社の火災保険より保険料が割安だが、空き家は新規加入できない。様々なケースがあるため、必ず保険会社に確認する。

2）家を処分する

　生前に売却して、施設入居や介護費用に充てる選択もあるが、認知症が進み、本人に判断能力がないと見なされれば法的手続きが不可欠となり、簡単に処分できなくなる。現在、売るに売れない空き家が多く生まれている。こうした空き家は相続放棄したくても管理義務が残り、国や自治体に寄付したくても断られるケースが大半である。

体力、知力、気力のあるうちに家族で ACP を共有し、行動していくことが重要である。

③ 社会的な始末

これもケア提供者が直接行うことではない。しかし、生前から家族と付き合い、信頼を構築している訪問看護師やケアマネージャー、介護専門職が情報提供する際の参考になればと考える。

表 6-2　死後 10 か月以内に行う諸手続き（一例）

7日以内	①死亡診断した医師から死亡診断書をもらう ②死亡届（死亡診断書を添付する）を市町村に提出し、死体火葬・埋葬許可を申請（葬儀社が代行することもある） ③死体火葬許可証・埋葬許可証を火葬場、墓地に提出（葬儀社が代行することもある）
14日以内	・市町村で世帯主変更届を提出 ・市町村または年金事務局で、国民年金、厚生年金の受給停止の手続き 　⇒厚生年金の「遺族厚生年金」の受給申請 ・年金事務局に未支給年金を請求 ・市町村で後期高齢者医療費資格喪失届、後期高齢者の医療限度額適用認定証を提出・変換 ・市町村で介護保険の資格喪失届を提出
49日頃までに	・（故人が働いていた場合は、できるだけ早く）挨拶回りをかねて、社員証・鍵・バッジの返却、書類の返却などの遺品整理、故人の事業の引き継ぎ、給与の精算、弔慰金・退職金の確認、勤務先で加入していた保険や年金などを確認。健康保険組合あるいは年金事務局に勤務先の健康保険の埋葬料・埋葬請求、社内預金があれば受け取る ・故人が世話になった人や隣近所への挨拶 ・病院への医療費など支払い ・葬式費用などの精算 ・各保険会社に生命保険・簡易保険・損害保険を請求（保険の種類、保険金額、証券番号、受取人などを確認） ・年金事務局で遺族基礎年金・遺族厚生年金を申請 ・市町村に国民健康保険の葬祭費を請求 ・公共料金（水道・ガス・電気）などの支払人名義変更を各社に対して行う ・遺言書の確認 ・遺品整理・形見分け（貴金属類は品名、購入年月日、購入金額、現在価値などを確認） ・（仏式の場合）忌明け法要、位牌・位仏などの準備

1 ACPとは

2 ACPの現状

3 看取り・看取られの現状

4 「人生の最期」に携わる専門家の人々

5 自分自身の人生のシミュレーション

6 人生の後始末（死後の後始末）

付録 人生を自分らしく生き生きと生きるための手引き

表 6-2　つづき

3か月 までに	・（借金などの相続放棄の場合）家庭裁判所で相続放棄（借入先、借入額、返済期限、借入残高、返済方法などを確認） ・家庭裁判所で限定承認の手続き ・税務署で医療費控除の還付手続き ・税務署で故人の所得税確定申告
10か月 までに	・法務局で不動産の名義変更（地番、面積、名義人、抵当権の有無などを確認） ・運輸局で自動車の所有権を移転 ・電話会社などで電話加入権の名義変更 ・銀行、郵便局で預金・貯金の名義変更（口座名義、口座番号、現在額、使用印などを確認） ・証券会社で株式・投資信託・債券などの名義変更（銘柄、株数、名義、預かり証番号、証券会社名などを確認） ・法務局で法定相続の確認 ・税務署で相続税の計算・申告 ・居住していた地域の税務署または銀行で相続税の支払い

　現金、預金通帳、不動産の権利書、印鑑、貴金属など、大事な物を確認する。高齢者で介護保険サービスを利用している場合、ケアマネージャーに連絡すれば各サービス事業者に連絡してくれる。死後に行う諸手続きについては**表 6-2** の通りであるが、宅配弁当や新聞などの定期購読誌、クレジットカードや携帯電話、プロバイダーなどの料金が発生するものは、可能な限り早く解約の連絡をする。貸金庫を利用している場合も、早急に中身を確認し、名義変更あるいは解約の手続きを行う。

(1) 葬式費用の早めの精算

　葬式終了後に所定の手続きによって、国や市町村から給付金を受け取れる制度がある。例えば、故人が国民健康保険（または後期高齢者医療制度）加入者だった場合、故人の国民健康保険証と葬儀社の領収書を市町村（保険年金課）に提出・申請すると、葬式費用の一部が支給される（葬祭費給付金制度）。この制度を利用するには、葬儀社の領収書が必要となるので、早めに精算すると良い。葬式終了後は、市町村で国民健康保険や介護保険の資格喪失の手続き、健康保険証の返却を行う必要があるので、同時に手続きをすればスムーズである。

(2) 死亡診断書は2通発行

　死亡診断書は2通発行してもらうと良い。死亡診断書は市町村への死亡届時に一緒に提出する。そのため1通だと、この時点で手元からなくなる。しかし、故人の生命保険の請求手続きを行う際、生命保険会社によっては死亡診断書の原本に限っているところがある。その場合は再発行のために、死亡診断をした医療機関に依頼しなければならない。死亡後間もない時期に、1通の書類のために医療機関に足を運ぶことに抵抗感をもつこともあり得る。したがって、後々必要になる可能性をふまえて、2通発行してもらう方が良い。

【文献】

1) 町山三郎：葬式と税金問題　合同葬儀で法人も個人も節税. Clinic Magazine 45(4), pp36-37, 2018.
2) 小林光恵：ケアとしてのエンゼルメイク（死化粧）. ナーシング・トゥデイ 19(2), pp18-19, 2004.
3) 鵜田猛：看護師が知っておきたい死後の処置のコツ. EMERGENCY CARE 20(10), pp997-1001, 2007.
4) 伊藤茂:ご遺体の変化と管理 ―"死後の処置"に活かす. 照林社. 19. 2009.
5) 伊藤茂：在宅だから気をつけたい「ご遺体の変化」　訪問看護師だから予測できる死後の変化. 訪問看護と介護 17(6), pp476-482, 2012.
6) 小林祐子ら：医療施設での死後の処置の課題　―葬祭業従事者への調査から―, 新潟青陵学会誌 8(1), pp13-22, 2015.
7) 佐藤喜宣ら：最新医学・薬理の知識　エンバーミング（遺体衛生保全）. ナーシング・トゥデイ 18(1), pp64-67, 2003.

参考文献
・小林光恵：ナースのための決定版エンゼルケア. 学研. 2015.

1 ACPとは

2 ACPの現状

3 看取り・看取られの現状

4 「人生の最期」に携わる専門家の人々

5 自分自身の人生のシミュレーション

6 人生の後始末（死後の後始末）

付録 人生を自分らしく生き生きと生きるための手引き

付録

人生を自分らしく
生き生きと
生きるための
手引き

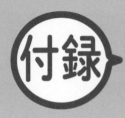

人生を自分らしく生き生きと生きるための手引き

① 青年期から考えるACPとQODとは

　いのちに関わる時の意思決定に備えてのACP（愛称：人生会議）が今、現代社会で求められるようになってきた。もしもの時に備えて、自分がどんな医療やケアを受けたいのかを決めておくことは大変重要なことである。特に青年期においては関係者（親族など）を交えて繰り返し話し合うことが大切である。そのことは当事者の意思の尊重が考え方のベースにあるためである。人はいつかは個体としての身体の存在を失うことになる。おそらく多くの人たちにとって「死」という未知なるものに対して不安や恐怖、孤独などを拭い去ることは難しい。

　生き物のいのちが有限であるという認識は幼稚園児や小学校1年生ぐらいまでは不確かであるが、小学校2年生以上になると確立してくるようだと言われている。つまり5～6歳以下の子どもでは死の意味の理解が難しいとしても、それ以上の年齢になれば「人間はいつか必ず死ぬ存在である」ことを認識できるようになってくる。しかし、人はいつか死ぬ存在であるということを認識していたとしても、その死に自分自身の死を重ねて考えることは難しい[1]。

　今、「いのち」があるということは、水谷幸正[2]によると「いまここに生かされて生きる」ということで、この実感と自覚が大切であり、人間としての「いのち」を持って（仏教的には、いただいて、と受けとめる）、二度とないこの人生をいかに生き抜いていくかということを、歴史的社会の面においてのみ考えていくのではなくして、時間的空間的に無限大の広がりの中において自分自身の存在感を感得し認識していくことである、と述べている。このように人間が避けて通ることのできない自分自身の「生老病死」にきちんと向き合うことなくして、その理想を追求することはできないと考えられている。

　生老病死には苦しみが伴い、仏教では人間の避けられない4つの苦しみを「四

1 ACPとは

2 ACPの現状

3 看取り・看取られの現状

4 「人生の最期」に携わる専門家の人々

5 自分自身の人生のシミュレーション

6 人生の後始末（死後の後始末）

付録 人生を自分らしく生き生きと生きるための手引き

苦」といい、生まれること、老いること、病むこと、死ぬことの4つを挙げている[3]。したがって、人はこの世に生を受けた以上いつか「死すべき存在である」ということを視野に入れて、自分自身のいのちと人生をいかに生き抜いていくかということを考えることが重要になってくる。

「いのち」という言葉の「い」というのは生きるということで、「ち」というのは知恵であると言われており、「生きるための知恵」というのが「いのち」という言葉の本質である[4]。どんな生物でも、この生きるための知恵で生きており、生かされている。いのちによって生かされ、そしてそれを次の世代に伝えていくということが、生物のいのちを伝える姿である。それでは知恵で生きられるのかというと、いまの青年たちは知恵でなく知識で生きている人がほとんどであり、知識がどんなにあっても知恵がなければ生きられないということが分かっていないのではないか。大切なことはいかにしてこの知恵を伝えるかということである。

現代の教育はただ知識だけを与える教育になりがちであり、知識と知恵を混同しているようである。勉強して知識を増やせば人間が生きるための知恵が多く出てくると思っているようであるが、いかに知識を勉強しても、知恵は出てこない。なぜなら知恵というものは理屈ではないからである。知恵とはいってみれば理屈のない道徳のようなものであり、最近の青年の中には、まったく人間としてのモラル（道徳）を持たない人が多くなってきているようである[4]。

知恵は祖先の経験の積み重ねによって得られたものであり、約38億年の昔に祖先が地球上に誕生してから現在までに経験してきたいろいろな知恵である。この遺伝子からくる知恵というものがなければ、細胞は働かず、人間は生きていくことができない。だから「いのち」というのは「知恵」であるといわれる所以である。多くの祖先をたどっていくと、私たち一人ひとりの生命の中には想像を絶する膨大ないのちが引き継がれている。悠久の時間の流れにおける、いのちの繋がりを青年たちにも認識させる必要がある。

祖父母、父母、自分といういのちの繋がりを想像すれば、今、自分がこうしてここに存在することの素晴らしさに、きっと感動と興奮を覚えるはずである。このことが分かれば、必ず自分のいのちを大切にする青年になるはずである。自分のいのちを大切だと感じることができれば、やがて、家族や友人など、周りの人たちのいのちも自分と同じように大切だと思えるようになる。生きているすべて

の人間がやがて終わりが来ることも想像できる。そのように限りあるいのちだからこそ、私たちは毎日を精いっぱい生きていくことができる。

　核家族化が進み、多くの人たちが病院で死を迎えるのが当たり前となった今の世の中では、日々の暮らしの中で「生と死」について子供と一緒に考える機会があるであろうか。例えば誕生日などに「いのち」や「人生」について考えるきっかけの時になるのではないか。成長と健康を祝いながら「どう生きて行けば生き生きと豊かに過ごせるのか」とか「なぜ人は死ぬのか」「死ねばどこへゆくのか」「何のために生きているのか」など死生観ないし生死観にかかわる事柄を考えるきっかけになるのではないか。

　青年の死の様相としては、病死、不慮の事故死、他殺死、自殺（自死）などが挙げられる。一般的には病気を原因とする死が多いが、自殺も多く、2019年の1年間では交通事故死者数の6倍を超える人が自らの命を絶つ深刻な状況である。自殺死亡率（人口10万人あたりの自殺者数）は18.5人で先進7か国（G7）の中で最も高い値を示している。また、自殺者の9割以上が、うつ病や統合失調症であった。張賢徳[5]はうつ状態の重症度が軽くても一線を超えてしまうのは、まさに日本人の自殺へのハードルの低さを示していると分析している。

　今後は学校や家庭で子どもの時から、自殺の心理や予防の大切さをきちんと教えていく必要がある。自殺を引き起こす危険因子には精神疾患や体の病気、社会的支援の欠如などいろいろあるが、最も大きいのは過去の自殺未遂経験が大きな因子になっている。自殺者は10年連続で減ってはいるが、年代別では唯一、未成年者が前年より増加している。松本俊彦[5]も子どもは世界が狭く、そこで行き詰まると「世界が終わった」と思ってしまう。だからこそ大人はその時、自分の「武勇伝」ではなく、「失敗談」を話すことにより、今はダメでも人生にはいろいろな選択肢があるのだ、という気持ちになれるように接することが大切であると言っている。

　そのためには、当事者としての青年や家族が平生から「生と死」という超克しがたい一線を乗り越えるための学びと努力が必要である。また、死に対峙した時に生じるであろう様々な苦しみから目をそらさないで、ひるまぬ心をもって耐え忍ぶことができるように、ともに支え合い、語り合い、励まし合うことが必要となってくる。

1 ACPとは

2 ACPの現状

3 看取り・看取られの現状

4 「人生の最期」に携わる専門家の人々

5 自分自身の人生のシミュレーション

6 人生の後始末（死後の後始末）

付録 人生を自分らしく生き生きと生きるための手引き

　死を学び、考える機会というものは、日常の生活の場で、いろいろな機会に見出すことができる。毎日の食事で食べるという行為は、他者（動物や植物）の「いのち」を犠牲にして自らの「いのち」を維持しているということであり、いのちや死のことを学ぶ良い機会である。また、新聞・テレビでのニュースや社会現象なども、見方を変えれば、自ずと「死を学ぶ機会」となる[1]。そのことは、日本や世界の動きを他人事として受け止めるのではなく、あらゆる事象に「自らのいのちを重ね合わせてみる」ことによって思考する良い機会となる。

　佐藤雅彦[6]は18歳の青年の突然死や末期がんの患者に出会った経験から「心のケア・ボランティア」の活動や青年たちや子供たちに、死やいのちのことを伝える「いのちの授業」などの活動を始めた。死から学んだ「いのち」の大切さやかけがえのなさをどのように伝えて理解してもらうかを大きな課題として捉えている。

　現在の青年たちは自宅で自分の祖父母の死に関わるという状況はだんだん乏しくなってきている。だからこそ青年たちに「いのち」や「生と死」について考える機会を与えることは、その後の生活においてそれなりの良い影響を与え、良い効果が得られる大事な教育の場になるのではないか。また、家庭での「いのち」を教える場も必要ではないか。現在一部の家庭でできる「いのちの授業」の代表的なものにペットを飼うことが挙げられる。生き物の世話をすることにより、いのちの尊さや大切さが身につく立派ないのちの教育につながる実践教育である。さらに年長者（親族など）からの素朴な体験談に耳を傾ける機会を作ることも、まさに家庭の中の「いのちの授業」としてこの上もない企画である。

　毎日の生活の中で、素朴に過ごしてきたいのちの節目、節目に出来事を伝えていったなら、青年たちが親と同じ年代に成長した時、父母がこのような体験をしたと語っていたなと、その場面になって追体験のように思い起こすことができるのではないか。いのちを真剣に生きるという姿勢や心得は、そのような自然な形で伝えられていくものである[6]。

　学校などの教育の場を利用した「いのちの授業」には様々な可能性があると考えられる。いのちや死について考える時、やはり宗教というものに触れることも多くの示唆を与えてくれる。それは特定の宗派の教義に限らず、宗教全般が「死」を含めた人間存在のあり様やその受け止め方というものをテーマとして発生して

いるからである。例えば宗教系（仏教、キリスト教、神道など）の教育現場（学校など）では必要に応じて「宗教といのち」といったプログラムも可能である。ただ宗教立ではない私立や公教育の場は、まさに宗教の欠落した領域であるが、現実には、そのような場の青年や子供たちも死の問題に対して大きな興味を持っている。葬儀などで多様な宗教的な死の儀礼や儀式に立ち会うことが日常的に行われているからである。

　看取りが持つ意味は死を見せることであり、「いのちの授業」につながっていくものである。自分の死に様、すなわち生き様そのものであるが、このことを子どもや孫やひ孫に見せるということは、この上ない「いのちの授業」になり得るのではないか[7]。

　しかし、家庭でできるいのちの教育の一番大切なことは、子どもが生まれてきた時のことを、しっかりと親から子どもに伝えることである。これから自分自身が老いを迎え、病気になることや、死を迎えるであろうことは、未体験の課題である。想像をめぐらすことには限界がある。しかし自分がどのようにして父母から生まれてきたかという誕生や出自をめぐる問題は、誰もが通ってきたことでありながら、家族の間でも充分には語られていなかった。このように誕生や死についての話題を取り上げることは、今までややタブー視されてきたし、家族の間でも死後の事を相談することも少なかった。

　自分の人生について深く考え、今をよりよく生きようというポジティブな考え方に昨今は変わりつつある。人はいつ死ぬかわからない。病気や怪我、不慮の事故などいつも死と隣り合わせに生きている。青年自らの人生を見つめなおすことに早い遅いはないし、むしろ早い方が良いといえる。自分の死と向き合い、残りの人生をどう生きたいかを考えることが大切である。

　今のうちにやっておきたいこと、行っておきたいところ、会いたい人などに思いを寄せることなどがこの先の人生の目標を、見つけることにつながっていく。そして自分自身の死について考え、事前に準備をしておくことこそ、未来をよりよく生きていくための問題解決の指針になるのではないか。

1 ACPとは

2 ACPの現状

3 看取り・看取られの現状

4 「人生の最期」に携わる専門家の人々

5 自分自身の人生のシミュレーション

6 人生の後始末（死後の後始末）

付録 人生を自分らしく生き生きと生きるための手引き

引用文献

1）藤腹明子：仏教と看護. 三輪書店. pp98-150. 2005.

2）水谷幸正：仏教を知る. 浄土宗出版. pp12-201. 2008.

3）藤腹明子：死を迎える日のための心得と作法 17 カ条. 青海社. pp113-128. 2006

4）葉室頼昭：神道＜いのち＞を伝える. 春秋社. pp5-230. 2013.

5）張　賢徳・松本俊彦：自殺　判断力欠く精神状態. 読売新聞（解説）. 9. 2020.3.27.

6）佐藤雅彦：また会える「さようなら」. 佼成出版社. pp2-251. 2010.

7）国森康弘：家族を看取る. 平凡社. pp10-214. 2009.

参考文献

・島薗　進：ともに悲嘆を生きる. 朝日新聞出版. pp3-249. 2019.

・矢作直樹：「死」が怖くなる 50 の神思考. ワニブックス. pp2-207. 2020.

・保江邦夫：せめて死を理解してから死ね. ヴォイス. pp3-193. 2019.

・柏木哲夫：「死にざま」こそ人生. 朝日新聞出版. pp3-223. 2011.

・小澤竹俊：今日が人生最後の日だと思って生きなさい. アスコム. pp1-159. 2016.

・養老孟司：死の壁. 新潮社. pp1-190. 2004.

・中村仁一ら：思い通りの死に方. 幻冬舎. pp9-204. 2012.

・早乙女勝元：生きることと学ぶこと. 岩波書店. pp2-207. 1997.

・清水　研：もしも 1 年後、この世にいないとしたら. 文響社. pp5-199. 2019.

・村上和雄：子どもの遺伝子スイッチ・オン. 新学社. pp2-206. 2013.

・池田晶子：14 歳からの哲学. トランスビュー. pp4-209. 2020.

・渡辺和子：目に見えないけれど大切なもの. PHP 研究所. pp12-220. 2002.

・香山雪彦：食を拒む食に溺れる心Ⅱ. 思想の科学社. pp3-253. 2019.

② 動いて食べれば元気でいられる！

現在の平均寿命は男性 81.41 歳、女性 87.45 歳であるが（2019 年時点）、健康寿命は男性 72.14 歳、女性 74.79 歳であり、男性は 9.27 年、女性は 12.66 年の間、日常生活に支障を感じながら生活していることになる。加齢とともに起こる身体の変化を何でも「歳のせい」と思いがちであるが、日々の運動と食事により「歳のせい」以上の身体の衰えを防ぐことができる。

加齢とともに身体の筋肉は合成されにくく、分解されやすくなる。つまりどんなにアクティブな生活をしていても残念ながら筋肉は衰えていく。特に、筋肉の中でも瞬発的な動きをする時に力を発揮する速筋線維が加齢とともに退化することが分かっている。日常生活の中に速筋線維を使うような瞬発的な動きを歳とともに行わなくなるからである。また、加齢とともに、食事量も減少する。加齢とともに食欲が減るのも加齢現象の 1 つである。しかし、食事に関しては、アクティブに過ごすことで食欲も維持でき、食事量もある程度保つことができる。

高齢期に入ると、病気をしたり、入院をしたりしてどうしてもゆっくり過ごさないといけない期間が現れる。どこかを骨折して入院した場合、病院でパジャマに着替えた途端に病人気分になってしまうが、本来は、骨折した部位以外は元気でいなければならない。現在は病気でも怪我でも早期離床が積極的に行われ、適切なリハビリによって寝たきりを防ぐ指導がなされているが、もっと積極的に食事をとり、可能な範囲で動くことによって入院前の状態を維持することができるのである。

病院食は栄養バランスやエネルギー量が整っているが、嗜好に合わなくて残してしまうと結局は栄養不足になる。高齢者が虚弱に陥らないためには一定量のタンパク質を摂り続けることが重要である。食べられなかった分、食欲が落ちた分を何かで補給する意識を持ち、備えることが大切である。

私は、自分自身や家族が入院する時には、医師にしつこい位に様々な質問をした上で、行っていい身体活動（歩くことや筋トレ、ストレッチ）は積極的に行うようにしている。また、栄養調整食品なども積極的に活用する。

1

ＡＣＰとは

2

ＡＣＰの現状

3

看取り・
看取られの現状

4

「人生の最期」に
携わる専門家の人々

5

自分自身の人生の
シミュレーション

6

人生の後始末
（死後の後始末）

付録

人生を自分らしく生き生
きと生きるための手引き

　何かの手術をした場合、たいていの医師は「しばらく運動は控えるように」と言うが、運動といっても色々あるので、何が OK で何が NG かをよく聞くようにしている。ウォーキングレベルまで禁止されることは少ない。それでも「運動は控えるように」と言われると大抵の人は、家でゆっくり過ごしてしまい、その間にどんどん虚弱になっていく。

　1 日の総摂取エネルギーのうち、約 7 割は基礎代謝であり、安静にしていても心臓をはじめとする臓器や筋肉は活動をしているのでエネルギーを消費する。身体を動かさないと食欲もわかず、基礎代謝の約 1000kcal を食事で摂取するのはとても大変である。わずかでも身体を動かすから食欲がわき、基礎代謝分を摂ることができる。エネルギー量の摂取不足時には、筋タンパクが分解されて基礎代謝や活動エネルギーに使われるので、筋肉が減少し、その状態が続けば虚弱化が進行する。

　食べる意欲（食欲）と動く意欲を保つためには、健康維持増進のモチベーションとなる「生きがい」が必要であろう。自覚的に不健康であると感じながら寿命までの期間を過ごすのではなく、生きている期間を限りなく亡くなる直前まで生きがいを持ち、感じ、アクティブに（精神的な意味合いも含む）過ごすためには、若い頃から、高齢期の過ごし方を考えるとともに、準備が必要である。

③ タクティールタッチ®を通した看取り期にある高齢者との交流

　わが国には、皮膚に触れる・撫でることを用いた施術法が多く存在する。その一つであるスウェーデン発祥のタクティールタッチ®を、筆者はライフワークとしてる。病院や高齢者施設において、タクティールタッチ®のボランティアとしてかかわった高齢者の皆様との交流の中からエピソードの一部を紹介させていただく。

　皮膚は、「露出した脳」[1] や「第三の脳」[2] と表現されていることから、皮膚と脳が深い関係性を持っていることがわかる。そして、触覚は皮膚に存在する感覚である。一般的に、人が旅立つ間際まで残っている感覚は聴覚であるといわれているが、アシュレイ・モンターギュはホモサピエンスにおいては触覚→聴覚→視覚の順に発達し、視覚→聴覚→触覚の順に退化していくと述べている[3]。

　私たちは、旅立とうとしている家族のそばで手を握ったり足や撫でたりして、「家族みんながここに集まっていますよ。1人ではないですよ」というメッセージを声と皮膚を通して送る。これらのメッセージは、旅立つ人の孤独感を癒し不安を軽減させるだけでなく、家族からの愛を感じさせマズローの生理的欲求の「承認の欲求」を満たす自分自身へ送るものであると考える。

　そして、臨終の場において家族が大切な人の手を握る、足を撫でるという行為は、誰に教えられることもなく自発的に行われることを散見する。家族が行うこれらの行為は、人間の遺伝子に組み込まれた優しさの現れであると推察している。

　また、皮膚に触れることにより「幸せホルモン」「愛情ホルモン」と呼ばれるオキシトシンが分泌され、その効果は抗不安作用や痛みの疼痛閾値の上昇、ストレス低下などが報告されている[4-8]。さらに、有田らの研究により、触れることが痛みに直接に関係するホルモン「セロトニン」の分泌を促すことが報告されている[9]。

　皮膚を撫でることは、触れる人・触れられる人の身体接触であり、血液循環が良好になると身体が温かくなるだけではなく、両者の皮膚を通して温もりの伝導

1 ＡＣＰとは

2 ＡＣＰの現状

3 看取り・看取られの現状

4 「人生の最期」に携わる専門家の人々

5 自分自身の人生のシミュレーション

6 人生の後始末（死後の後始末）

付録 人生を自分らしく生き生きと生きるための手引き

が行われるのである。ローレンス・ウィリアムズとジョン・バーグは、大脳の「島皮質」は身体的な温かさにより興奮するとともに心理的な温かさも興奮し、他者に対して温かい気持ちが高まるという研究報告をしている[10]。

このことから、触れる人触れられる人の両者ともに温かい気持ちになり、その結果、言葉には出さなくとも相互に相手を受け入れ安心感が生まれ、心の交流が行われると考える。

CASE 1　Ａさんの言葉「怖いね〜・・・」

Ａさんは、90歳代の女性で、既往歴として脳梗塞があり、関節の拘縮で全身が硬直状態にあった。初めて面会した時のＡさんは、筆者の声かけにうつろな表情で「はい」と返答するのみであった。初回訪問時には、両手のみをタクティールタッチ®を行った。翌週に訪室した時も同様に、Ａさんは無表情で仰臥位で横たわっていた。

Ａさんは、ケアスタッフ2名により大判のバスタオルにくるまれてリクライニング車いすに移乗し座位姿勢をとっていた。そのＡさんの右肩→右上腕→右前腕→右手→右大腿前面→右下腿→右足背→右足趾→右足底の順番に約30分かけてタクティールタッチ®を行った（左半身についても同様に施術した）。

タクティールタッチ®を行いながら「昨日、東北地方で大きな地震があったみたいですよ」という筆者の言葉に、今まで何を話しかけても「はい」という返事のみであったＡさんから「怖いね〜」という言葉、感情の発露があった。その時のＡさんは、目はしっかりと開き、声もはっきりとしていた。その後、窓の外から鶯の声が聞こえてきたので「鶯がホーホケキョと鳴いていますね」と言うと「そうね、聞こえるね」という言葉が返ってきた。

また、窓の外には桜の花が満開であったので、リクライニング車いすを窓の桜の方に向けると「きれいね〜、桜は好きな花…」という言葉まであった。その桜を愛でながら拘縮して握りしめられた手にタクティールタッチ®をすると、硬く閉じられていた手が徐々に開いた（**図1、図2**）。施術終了後、Ａさんと筆者は並んで桜の花を眺め静かな時間と場を共有することができた。

Ａさんが退所するまでの2か月の間、タクティールタッチ®をした結果、Ａさ

んの両手はかなり開くようになり、手浴が容易にでき清潔の保持が可能となった。Aさんと筆者は、語らいは少なかったが穏やかな時間と場の共有ができた。

　今までのAさんは、窓から見える景色は空だけで、外界の音すらない静かすぎる環境の個室に1人ベッド上に仰臥位で横たわっていた。ケアスタッフの訪室はあっても、業務が終わると再び静寂が戻ってきていたと推察する。このような状態を過ごすうちに、Aさんは感情を表す言葉を発することなく、何事にも「はい」と言い、表情もうつろになっていったと考える。そこには、Aさんの諦めや孤独感、絶望を読み取ることができ無為の状態にあったのではないかと推察する。

　Aさんにタクティールタッチ®をしたことにより感情の発露が見られたのは、あたたかな手で皮膚を撫でることにより固く閉ざされたAさんの心が解放され、感情の発露が見られたと考える。そして、Aさんは他者がそばにいることで孤独感からの解放や安心などを感じ、自分自身の感情の言葉が発せられたと考える。

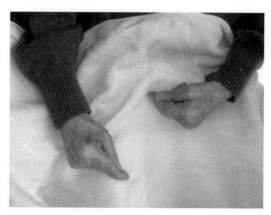

図Ⅰ　タクティールタッチ®前

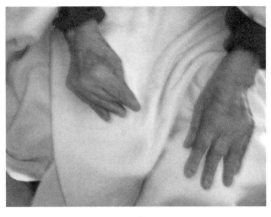

図 2　タクティールタッチ®後

CASE 2　Bさんの言葉「眠っても目が開いて、景色を眺める ことができた」

　Bさんは、80 歳代の男性で現病歴は泌尿器系のがんで左腎ろうが造設されてい た。そして、主治医から余命 2 年の宣告がされてから 1 年が経過していた。Bさ んの看護目標は、がん性疼痛の軽減と不眠の解消であった。がん性疼痛には、オ キシコドンを定期的に内服および屯用で服用していた。

　Bさんは、オキシコドンを内服しても疼痛がなかなか軽減することなく苦悶の 表情が続いていた。さらに、余命宣告を受けているので、「自分に残された時間の ことを考えると、様々なことを考えてしまい眠ることができない」「一度目を閉じ ると二度と目を開けて景色を眺めることができないような気がするので眠ること が怖い」という言葉を聞くこともあった。

　ある日、筆者が病室を訪れると、Bさんから「この頃歩かないから足の筋肉が 落ちてきた」という言葉が発せられたので、「タクティールタッチ®で足を撫でて もいいですか」と問うと「はい」という返答があった。そこで、タクティールタッ チ®を、右大腿→右下腿→右足背→右足趾→右足底の順番に約 20 分をかけて施術 を行った（左半身についても同様に行った）。

1 ACPとは

2 ACPの現状

3 看取り・看取られの現状

4 「人生の最期」に携わる専門家の人々

5 自分自身の人生のシミュレーション

6 人生の後始末（死後の後始末）

付録 人生を自分らしく生き生きと生きるための手引き

施術時間の経過とともに、Ｂさんの苦悶の表情が和らぎ穏やかな寝息が聞かれるようになったため安全を確認して、付き添っていた家族に挨拶し病室を後にした。その際、家族より「こんな穏やかな表情の主人を見るのは久しぶりです。ありがとうございます」という言葉があった。

　１週間後にＢさんの病室を訪問すると、苦悶の表情のＢさんが、筆者を見て笑顔を見せてくれ「この前、足を撫でてもらった時に知らないうちに眠ってしまい２時間も眠ることができた。眠っても目が開いて景色を眺めることができた。ありがとう。これからは目が開かない心配をすることなく眠ることができる」という言葉を聞かせてもらった。

　また、家族からは「足を撫でてもらった夜はしっかりと眠ることができたので、翌朝に主人を見た時はいつものしかめっ面ではなく、すっきりとした顔になっていました。熟睡できたことが良かったのですね。痛み止めの薬を飲む回数も減っていました。足を撫でるだけなのに、こんなに効果があることに驚きました。お腹には効果がないのですか」という言葉があった。

　その家族からの言葉を受けて、タクティールタッチ®を両下肢だけでなく腹部にも施術した結果、がんによって大腸が圧迫されているため排便困難は継続したが、腸の蠕動運動を促進し排ガスが多くみられ腹部不快感は軽減し「ガスが出るだけでも、気分が楽になる」という言葉がＢさんから発せられた。その後、筆者はＢさんの元を毎週訪れて、両下肢と腹部のタクティールタッチ®の施術を行った。

　ある日、訪室すると娘さんがＢさんの手や足を優しく包み込むように撫でている姿があり、「見よう見まねですが、お父さんの足や手を撫でると優しい顔になるのです」という言葉があった。日々の経過の中で、Ｂさんは衰弱が目立ってきた。家族がＢさんの手や足を撫でる中、穏やかな表情でＢさんは静かに旅立たれた。

　タクティールタッチ®を行ったことで、Ｂさんは「がん性疼痛の緩和」「眠ることの恐怖からの解放」「熟睡し目覚めたときの喜び」が得られたのである。

　人は、皮膚への触れ方によって触れる人の感情を推察できる。Ｂさんの家族の場合、Ｂさんの皮膚をゆっくりと優しく撫で、その撫で方にはＢさんのことを思う優しさや愛情がこもっていた。その家族の愛情が皮膚を通してＢさんに伝わり、家族としての愛情と信頼の交流が行われ、心の安寧につながったと考える。

旅立とうとしている人は、視覚をなくし暗闇の中に横たわっており、その不安や恐怖は計り知れないと考える。その傍らで、自分の手や足を優しく撫でてくれる人の存在を感じることにより「自分は一人ではない、誰かがそばにいてくれる」と感じることができる。そしてそれは孤独感や恐怖心の解消につながり、旅立とうとしている人の心を癒し、穏やかな旅立ちに繋がったのではないだろうか。

引用文献

1) 山口創：皮膚という「脳」．東京書籍．pp15-66．2010．

2) 傳田光洋：第三の脳．朝日出版社．pp88-94．2009．

3) アシュレイ・モンターギュ：タッチング親と子のふれあい．平凡社．pp236-238．1985．

4) 藤野彰子：終末期がん看護における意図的タッチによる痛みの緩和．女子栄養大学栄養学部教育学研究室紀要．3，pp32-52．2000．

5) 堀内園子：見て、試して、覚える　触れるケア．ライフサポート社．pp33-46．2010．

6) 山口創：手の治癒力．草思社．pp112-120．2012．

7) シャスティン・ウヴネース・モベリ：オキシトシン普及版　私たちの体が作る安らぎの物質．晶文社．2014．

8) 渡辺美保ら：がん患者を対象とした全人的苦痛に対するタクティールケアの効果．日本看護医療学会雑誌．16（2），pp40-48．2014．

9) 有田秀穂ら：「セロトニン脳」健康法．講談社＋α新書．pp51-52．2014．

10) ローレンス・ウィリアムズとジョン・バーグ：Experiencing physical warmth promotes interpersonal warmth. Science. 322，pp606-607．2008．

1 ACPとは

2 ACPの現状

3 看取り・看取られの現状

4 「人生の最期」に携わる専門家の人々

5 自分自身の人生のシミュレーション

6 人生の後始末（死後の後始末）

付録 人生を自分らしく生き生きと生きるための手引き

④ 豊かに人生を締めくくる

　老衰死とは何か。老衰死の一般的な解釈は、『老いて、衰弱して、死ぬ』であろう。しかし、医学界では、もう少し複雑な解釈がされている。本稿では、そういう医学的な解釈を説明をする前に、老衰死の経過やその時の家族の気持ちをイメージするために、老衰していく家族を看取った体験を紹介する。

(1) 家族の老衰死の看取り体験

1) 佐藤さん

　60歳代の佐藤さん（仮名）は、93歳の母親と暮していた。佐藤さんの母親は、長年商売をしていたが、年を取るに従って歩くことができなくなり、店の隣にある自宅で生活していた。毎日の食事や掃除は佐藤さんが行い、訪問看護や訪問介護サービスを利用しながら生活していた。昔なじみの客が母親を訪ねてくれることもあり、人との交流や笑いのある生活であった。

　母親が寝たままになって2年が過ぎ、食事が喉を通らなくなり、目に見えて痩せてきた。訪問看護師から「母親がもう長くはない」と告げられた佐藤さんは、最期まで家で一緒に過ごすこと、積極的な治療は望まず老衰死を希望することを決めた。

　それを受けて、訪問看護師は老衰死について佐藤さんに次のように説明した。

　　・母親は、ゆっくりと上手に死にむかっている
　　・食べなくても、飲まなくても問題はない
　　・苦しそうな呼吸をすることがあるが、痛みや苦しみは感じていない
　　・救急車を呼ぶと、延命治療に繋がりやすい
　　・何かあったら、慌てずに訪問看護師に電話する

　母親の最期の日。佐藤さんが仕事を終えて帰宅すると、母親の呼吸は止まっていた。母親が息をしていないことに気がついた佐藤さんは少し慌てたが言われたことを思い出し、訪問看護師に電話し、母親の傍で訪問看護師が来るのを20分待った。

1 ACPとは

2 ACPの現状

3 看取り・看取られの現状

4 「人生の最期」に携わる専門家の人々

5 自分自身の人生のシミュレーション

6 人生の後始末（死後の後始末）

付録 人生を自分らしく生き生きと生きるための手引き

佐藤さんは、この時のことを次のように話した。

「母親は長くないと言われていたけど、まさか今日とは思っていなかった」

「電話を切って、いつものように母親の手を握り、いつものように母親に話しかけながら訪問看護師を待った」

「母親が息をしていなくても、少しも恐怖は感じなかった」

「眠っているような、微笑んでいるような顔だった」

自宅で看取る決定をした家族は、"近いうちに死が訪れること"を知っている。しかし、多くの人が、「今日だと思っていなかった」と言う。それでも、老衰を説明され、心の準備をすることで、死に直面しても怖がることなく、穏やかに家族の死を受け入れている。

2）山下さん

70歳代の山下さん（仮名）は、「これまでたくさん面倒をかけたから、今度は私が母親の面倒を見る」と決め、家族の協力を得て、90歳の母親と生活していた。

寝返りができず、30分ごとに吸引が必要な母親の介護は、24時間365日休める時がなく、山下さんも70歳代と高齢であり、ストレスや疲労で体調を崩すことが多くなった。そのため、介護保険制度を利用して、自分の時間を作り、休憩したり、散歩したり、友達と出かける時間を持つようにした。

母親を他人に預けることに抵抗があった山下さんも、次第に、「自分が倒れたら、母親の面倒をみることができない。だから、自分の息抜きも大切」と思うようになった。そして、山下さんは母親を3年間介護し、自宅で看取ることができた。

葬儀の数日後、山下さんは訪問看護師を尋ねて、こう言った。

「集まった兄弟が、立派に逝った母親を褒めた。兄弟は看取った私のことも褒めてくれた。最後まで母親を病院に連れていくか悩んだが、兄弟みんなで母親の死を祝い、笑って見送ることができた」

日本では、葬儀は黒を基調にし故人を悼む風習があり、"死を祝い、笑って見送る"弔い方ができる家族は少ない。しかし山下さんは、自分の時間を持つことで3年間できる限り介護し、その結果、母親が苦しまずに最期を迎えた。娘や兄

弟は立派に逝った母親に感謝し、母親の死を祝っていた。

3）訪問看護師

　在宅で老衰の看取りを支援している看護師の多くは老衰死についてこう語る。

- ・自分が亡くなる時は、老衰死がいい
- ・老衰死は日常生活の中にある。食事の支度をしている時、風呂に入っている時、歯を磨いている時。いつ来るかわからない
- ・老衰死は、生きることと死ぬことがかけ離れておらず、人間として自然な経過を辿る
- ・老衰では苦しまずに逝け、最期が穏やかできれい
- ・老衰死は、みんなが希望する死に方。でもみんなができない死に方　　など

(2) 老衰死とは

1）穏やかな死としての老衰死

　老衰死は、2015 年に放映された NHK スペシャル「老衰死〜穏やかな最期を迎えるには〜」によって、一般に広く知れ渡った。この番組は、ある特別養護老人ホームで人生の終末期を迎える高齢者を取り上げ、老化する身体と死のメカニズムを説明し、老衰死を「自然な死」と説明し、繰り返し放映された。

　番組では、老衰死を「ゆっくりと老いて亡くなること」と定義し、年をとって食事を食べなくなる、眠り続ける、呼吸が変わるなどの変化が老衰死の予兆である。病気がないわけではないが、身体が生きるための活動を受け入れなくなって衰退することで起こり、長い時間をかけてゆっくり死に向かうことが説明された。

　延命治療はしたくないが、治療しないことでしんどい思いをするのではないかという家族の意見が多い。そのため、老衰する人の脳波などから、老衰死では最期まで痛みや苦しさを感じないことを科学的に説明し、老衰死を「穏やかな死」として推奨した。

2）死因としての老衰死

　NHK スペシャルの放映により、老衰死は同じような経過を辿り、苦しまずに逝くことが一般に周知された。しかし、医学的には、老衰死の定義は明確にされていないため、老衰死することは難しい。

　老衰死の定義が明確でない原因として、「老化」の原因が特定されておらず複数の説（テロメア短縮理論や、酸化ストレス説、遺伝子プログラム説、異常タンパク質の蓄積説、細胞分裂のエラー説など）があること、また、老化は個人差が大きく、メカニズムが証明ができないことがあげられる。例えば、老化によって活動や筋肉量は減少するが、おじいさんに見える 70 歳と、おじさんに見える 70 歳が存在し、活動や筋肉量の減少は一律ではなく、生活によって決定される。

　さらに、老衰死を厚労省の死亡診断書（死体検案書）記入マニュアルでは、「死因としての『老衰』は、高齢者で他に記載すべき死亡の原因がない、いわゆる自然死の場合のみ用いる」「ただし、老衰から他の病態を併発して死亡した場合は、医学的因果関係に従って記入することになる」と記載されている。つまり、「直接的な死因としての老衰」と「間接的な死因としての老衰」があり、死亡診断書に「老衰」と書く時もあれば、「心不全」と書く時もあり、その判断は医師に任されている。

3）科学としての老衰死

　老衰死は、「死亡診断書マニュアル」によって、死因として他に死亡の原因がないことと定義されている。しかし、老衰死と診断された 100 歳以上の高齢者 42 名を病理解剖した研究では、解剖したすべてに死因となる病気が見つかったという報告がある。この研究により、老衰死と判断された場合でも、死に至った原因があり、科学的には老衰死と判断することが困難であることが示された。

　1 年間に老衰死する人は 10 万人を超えているが、死亡場所によってその診断割合は異なる。老衰死は、自宅や施設で多く診断され、病院での診断は少ない。また、老衰には地域差があり、神奈川県に多く、大阪では少ない。その理由として、老衰の診断は、医師の判断とともに家族の意向に左右されることが明らかにされている。

1 ACPとは

2 ACPの現状

3 看取り・看取られの現状

4 「人生の最期」に携わる専門家の人々

5 自分自身の人生のシミュレーション

6 人生の後始末（死後の後始末）

付録 人生を自分らしく生き生きと生きるための手引き

4）体験としての老衰死

　60歳の男性、山田さん（仮名）は、心臓が悪い父親を自宅で看取った。その時のことを、次のように語っている。

　長年、父親を訪問診療していた医師は、「死亡の原因は老衰か心不全で、どちらでもありますが、どちらかでもあります」と言った。そして、「長い介護経過を経て亡くなられたので、診断書には老衰と書こうと思います」と言ってくれた。

　死亡診断書の死因に、老衰と書かれているのを見た時、頑張ってきてよかったと勲章をもらった気持ちになった。父を病気で失ったのではなく、父は天寿を全うした。父が精一杯長生きできたことが嬉しく、長い介護生活が報われた気持ちになった。老衰死を死因とすることは、介護した家族の労いになっていた。

（3）変化する老衰死

　老衰死は、医療が加速して発展した1947年から減少し、2001年から増加に転じ、2018年には脳血管疾患を上回り、日本の死因の第3位となった。

日本の3大死因
1位：悪性新生物　2位：心血管疾患　3位：老衰

　2019年に老衰で亡くなった人は、約11万人であるが、超高齢多死社会となった日本では、高齢者の中でも特に75歳以上の後期高齢者が急増していることから、老衰死は近い将来、死因の第2位、第1位になる可能性が示唆されている。

　そして、老衰死が増加している背景には、医療のとらえ方の変化がある。これまで老衰は、食べられなくなって自然に衰弱して逝くことであり、医療の介入はなかった。しかし、医療が進歩した現在、食べられなくなって胃ろうを造る高齢者も増えている。胃ろうからの栄養注入は簡易であるが、全身状態から死に近いことを判断した場合は栄養量を調整し、老衰することが可能となった。つまり、身体の自然な衰弱による栄養低下による死も、意図的な栄養低下による死も、どちらも老衰死となるのである。

1 ACPとは

2 ACPの現状

3 看取り・看取られの現状

4 「人生の最期」に携わる専門家の人々

5 自分自身の人生のシミュレーション

6 人生の後始末（死後の後始末）

付録 人生を自分らしく生き生きと生きるための手引き

（4）老衰死に必要なもの

1）老衰死の変化

老衰死は医療と繋がることで変化しながら増加している。

これまで、人間は自死を除いて基本的に死ぬ方法を選ぶことができず、病気や事故で亡くなっていたが、2015年に老衰死が一般に周知され、かつ定義が曖昧であることから、一部の死は選べる時代へと転換している。

その理由として、人口バランスが崩れていることが挙げられる。2019年の高齢化率（65歳以上が人口に占める割合）は28.4％で、4人に1人が65歳以上である。年間出生数は86万人であるが、年間死者数は137万人であり、超高齢多死社会となり、出生より死が身近になった。また、100歳以上が7万人を超える時代となった。そのような社会背景の中、「延命を目的とした医療は行わず、自然に任せて欲しい」と解答した65歳以上は91.1％で、延命治療をしない老衰死への希望が増えている。

しかし、訪問看護師は、「老衰死は、みんなが希望する死に方。でもみんなができない死に方」と言った。これまでの老衰死の調査からわかったことは、老衰で亡くなるためには、準備が必要ということである。その理由を老衰死できなかった事例をもとに紹介する。

2）老衰死できない事情

60歳代の小森さん（仮名）とその家族は、父親の意向を尊重し、家族全員が賛成して在宅での看取りを決めていた。しかし、父親が食事をしなくなったり、熱を出したり、呼吸が苦しそうになると、「楽にしてあげたい」という気持ちになり、家族の誰かが救急車を呼んでしまう。病院は治療を受ける場所であり、入院すると治療以外の選択肢はない。小森さんの父親は何回も救急車で病院に運ばれ、その結果点滴や酸素療法をしながら病院で亡くなった。

このように、在宅看取りを決めても病院で亡くなる人は少なくない。苦しんでいる親を前にして自分にできることが何もない時、人は罪悪を感じ、自分にできることを探す。その結果、救急車を要請して入退院を繰り返すことになる。

小森さんの事例では、

・在宅で看取る強い覚悟

・苦しそうに見えても苦しくないという知識

・声をかけ、手をさすり、傍にいるという態度・技術

・老衰死について、説明や相談に乗ってくれる専門職

これらの準備があれば、在宅で最期を迎えることができたであろう。

　老衰の看取りは長期間に及ぶことが多い。呼吸が変化しては正常に戻り、時に止まりながらも持ち直し、また止まる。呼吸に変化が現れてから、3年以上過ごした人もいる。このように、看取りは一様ではないため、覚悟・知識・技術・専門職との連携を準備しておく必要がある。

3）豊かな人生の締めくくりを準備する

　小森さんと対照的に、準備をして死を迎えた家族もいる。70歳代の石田さん（仮名）は、同居していた義母と母親を1年経たないうちに看取った。石田さんが二人の母親を亡くして、4ヶ月後に話を聞いたが、その第1声は「いいことしか思い出さないんです、ほんとに」であった。それは、なぜか。

　石田さんの義母は、年齢と共に足腰が弱り、這ってトイレに行くようになった。そのため、座布団にのせてトイレまで引っ張ろうとしたら重すぎて挫折したエピソードや、母親は尿の排出障害があり、管を入れていたが認知機能の低下のため理解できず、自分で管を抜いては、1年間に14回も医者に行ったエピソードを語ってくれた。

　石田さんは、義母を病気で亡くした後も忙しい生活を続けていた。しかし、義母を亡くす前と変わったのは母親の死を迎える準備を始めたことである。石田さんの母親に死の影はなかったが、高齢者は抵抗力や回復力等が衰えて突然死が訪れることを義母の死で知ったためである。

　石田さんは、「母が元気なうちに兄弟に会ってほしい、みんなでワイワイしたい」「母が喜ぶ」という思いから兄弟を招集した。母親は、子ども達に囲まれ、笑顔でひとときを過ごした。その時、石田さんは遠方の兄弟に「何かあった時も急いで来なくていいよ。ちゃんと顔を見て挨拶をしたから」と伝えたと言う。

1
ACPとは

2
ACPの現状

3
看取り・
看取られの現状

4
「人生の最期」に
携わる専門家の人々

5
自分自身の人生の
シミュレーション

6
人生の後始末
（死後の後始末）

付録
人生を自分らしく生き生
きと生きるための手引き

　石田さんの母親は、半年後に穏やかに人生を締めくくった。石田さんはその時のことをこう語った。

「調子を崩したり、息が止まったりいろいろあった」

「兄弟みんなで会っておいてよかった。みんなでお母ちゃんに感謝できた」

「準備はしていた」

「（亡くなったことは）残念ではあったけど、後悔はなかった」

　病院では、急変時に遠方の兄弟や親戚を待つために延命処置を望む人が少なくない。また、本人が希望しなくても延命を希望する家族は多い。そこには、死に際に別れを告げることや死に立ち会うことを重視し、1人で逝くのは可哀想という日本古来の人生観が存在している。

　しかし、石田さんのように元気なうちに準備することで、「最期に会う」「最期だけ会う」といった別れではなく、「元気な時に会うことで、最期まで会う」ことができる。それが、第一声の「いいことしか思い出さない」に繋がっているのかもしれない。

終わりに

　古来、死はいつ訪れるか、どのように訪れるかわからないものであり、死は自然に訪れる身近なものであった。

　近年、80％の人は病院や施設で死を迎えている。死の傍にあるのは自然や家族ではなく、高度化した医療であり、専門職である。このような状況から、死は選べないものから、選べるものとなり、さらに選ばなければならないものとなった。本書で説明したACPはその1つで、事前に死をイメージし、意思表明することが求められている。

　現代の死は医療とともにありながら、医療を受けないという選択肢があり、老衰死を選ぶ者が増えている。自分らしい最期を迎えるために健康なうちに生き方と逝き方について考え、豊かの人生の締めくくりを準備する。

　老衰死の看取りを体験した人々の話が、より良い生き方、逝き方の参考になることを願う。

参考文献

・前原なおみ：看護師にとって老衰死とはどのようなものか「祝い熨斗の菓子箱」．臨床哲学
　(19)，111-127，2018．

1	ACPとは
2	ACPの現状
3	看取り・看取られの現状
4	「人生の最期」に携わる専門家の人々
5	自分自身の人生のシミュレーション
6	人生の後始末（死後の後始末）
付録	人生を自分らしく生き生きと生きるための手引き

いつまでも自分らしく生き生きとした人生を生きるための

♪人生デザインシミュレーション　ワークブック♪

Step 1

➢ 今の自分をよーく見つめてみましょう。

　＜自分のことについて書いてみて下さい＞

氏　　　　　名	
性　　　　　別	男性　・　女性
生 年 月 日／年齢	（　　　　　）才
血　　液　　型	型　Rh（　＋　・　－　）
ア　レ　ル　ギ　ー	
住　　　　　所	〒
本　　籍　　地	〒
運　転　免　許　証	
マ　イ　ナ　ン　バ　ー	
パ　ス　ポ　ー　ト	
保　険　証　No	
年　金　No	
持　　　　　病	1. 2. 3. 4. 5.
かかりつけの病院	1. 2. 3. 4. 5.

➢ 他にもこのような項目も整理しておきましょう。

預貯金銀行口座 印鑑	1. 2. 3. 4. 5.
口座引き落とし	
有価証券	
不動産	
その他の資産	
借入金・ローン	
クレジットカード 電子マネー	
生命保険	
損害保険	
年金	

携帯電話・PC	
Web サイトの ID	
宝物・コレクション	

趣味：

特技：

好きな食べ物：

嫌いな食べ物：

1 ACPとは

2 ACPの現状

3 看取り・看取られの現状

4 「人生の最期」に携わる専門家の人々

5 自分自身の人生のシミュレーション

6 人生の後始末（死後の後始末）

付録 人生を自分らしく生き生きと生きるための手引き

☆ペットについて

<伝えておきたいこと＞
☆生活の中で伝えたいこと（自分しか知らないこと）

☆家族一覧

☆親族一覧

☆家系図

命日・親族メモ	
冠婚葬祭	
友人知人一覧	
健康管理について	

1 ACPとは

2 ACPの現状

3 看取り・看取られの現状

4 「人生の最期」に携わる専門家の人々

5 自分自身の人生のシミュレーション

6 人生の後始末（死後の後始末）

付録 人生を自分らしく生き生きと生きるための手引き

Step 2

➢ 過去の出来事や自分の軌跡をみつめてみましょう。

人生で良かったこと・思い出	1. 2. 3. 4. 5.
人生で頑張ったこと	1. 2. 3. 4. 5.
人生で忘れられないこと	1. 2. 3. 4. 5.
ありがとうと言いたい人	1. 2. 3. 4. 5.

Step 3

➢ これからの自分の人生をデザインしてみましょう。

	目　標	なりたい希望
5年先に向けて		
10年先に向けて		
15年先に向けて		
20年先に向けて		

➢ 死ぬまでずっと元気なら何をしたいかを5つリストアップしてみましょう。

1.

2.

3.

4.

5.

1 ACPとは

2 ACPの現状

3 看取り・看取られの現状

4 「人生の最期」に携わる専門家の人々

5 自分自身の人生のシミュレーション

6 人生の後始末（死後の後始末）

付録 人生を自分らしく生き生きと生きるための手引き

Step 4

➢ 最後に、いざという時（入院する等）の備えも考えてみましょう。

➢ 下のチェックリストに沿って考えてみましょう。

病気になった時のこと	
入院することになった時のこと 準備するもの	
誰に知らせるか？	
生命保険はどうなっているか？	
家で具合が悪くなった時	
ペットをどうするか？	
告知・延命処置について	
誰かが判断をしなくてはならない場合は誰に判断をお願いしますか？	
告知の希望	
延命処置についての意思	
臓器提供や献体について	
私の死生観	

どのような最期を迎えたいか？	
遺言書について	
介護について	
誰かが判断をしなくてはならない場合は誰に判断をお願いしますか？	
介護をお願いしたい人と場所の希望は？	
介護をしてくれる人に伝えたいことは？	
介護のための費用は？	
財産の管理をお願いしたい人は誰か？	
食べ物について	
身のまわりについて	
服装について	
趣味について	
呼び方	
してほしいこと	
してほしくないこと	

1 ＡＣＰとは

2 ＡＣＰの現状

3 看取り・看取られの現状

4 「人生の最期」に携わる専門家の人々

5 自分自身の人生のシミュレーション

6 人生の後始末（死後の後始末）

付録 人生を自分らしく生き生きと生きるための手引き

➤ **葬儀について**

葬儀の実施について：

宗教について：

葬儀の業者や会場について：

葬儀の流れの希望について：

葬儀の費用について：

喪主になって欲しい人：

準備など取り仕切って欲しい人：

世話役をお願いしたい人：

戒名について：

香典について：

供花について：

葬儀に呼んで欲しくない人：

棺に入れて欲しいものについて：

葬儀で使って欲しい花について

葬儀で使用したい音楽について：

遺影について：

葬儀や納棺時の服装について：

➤ **お墓について**

希望するお墓：

お墓の場所：

お墓を継承して欲しい人：

お墓や供養にかかる費用について：

して欲しいことして欲しくないこと：

意思決定をする人・その支援をするすべての人に向けた参考書
人生を自分らしく生き抜くための意思決定
〜 ACP・QOL・QOD・人生デザインシミュレーション〜

2021 年 4 月 10 日　第 1 版第 1 刷 ©

監　修…………森岡広美　　　MORIOKA, Hiromi
　　　　　　　　阿部幸恵　　　ABE, Yukie
　　　　　　　　片山知美　　　KATAYAMA, Tomomi
　　　　　　　　古谷昭雄　　　FURUTANI, Akio
発行者…………宇山閑文
発行所…………株式会社　金芳堂
　　　　　　　　〒 606-8425 京都市左京区鹿ヶ谷西寺ノ前町 34 番地
　　　　　　　　振替　　01030-1-15605
　　　　　　　　電話　　075-751-1111（代）
　　　　　　　　https://www.kinpodo-pub.co.jp/
組　版…………株式会社　グラディア
本文デザイン・装丁……naji design
印刷・製本……モリモト印刷株式会社

落丁・乱丁本は直接小社へお送りください．お取替え致します．

Printed in Japan
ISBN978-4-7653-1860-0

JCOPY ＜（社）出版者著作権管理機構　委託出版物＞

本書の無断複写は著作権法上での例外を除き禁じられています．複写される
場合は，そのつど事前に，（社）出版者著作権管理機構（電話 03-5244-5088，
FAX 03-5244-5089，e-mail: info@jcopy.or.jp）の許諾を得てください．

●本書のコピー，スキャン，デジタル化等の無断複製は著作権法上での例外
を除き禁じられています．本書を代行業者等の第三者に依頼してスキャンや
デジタル化することは，たとえ個人や家庭内の利用でも著作権法違反です．